캔서 위너

CANCER
WINNER

암의 승리자들

····

캔서 위너

김훈하·전정미 지음

CURAEL

암을 이길 수 있는 치유의 지름길은 반드시 있습니다

내가 만난 환자 대부분은 암이라는 질병이 자신에게 생긴 것을 좀처럼 쉽게 받아들이지 못합니다. 슬퍼하고 낙담하고 원망하고 조바심을 내느라 소중한 시간을 흘려보냅니다. 암을 정복할 수 없는 질병으로 바라보기에 그 절망감과 충격의 늪은 매우 깊습니다. 이 책에서 저는 암이 잘 자라는 환경을 명확하게 인식시키고, 치유를 위한 확실한 변화 방법을 제안합니다. 몸의 환경 변화가 일어날 때 암이 자라날 수 없다는 가능성을 보여줍니다. 몸의 환경 변화를 통해 치유의 가능성을 경험한 암 환자들의 '감동적인 이야기'와 '기적과도 같은 치유의 이야기'를 담았습니다.

저자의 첫 번째 책《열방약국 유방암 상담소》는 스스로 유방암을 극복하며 얻은 가장 쉬운 투병 방법을 담았습니다. 독자들은 이 책을 암 치유의 기본서로 여기고, 유방암 환자가 아니라도 읽고 적극적으로 치병에 임합니다. 두 번째 책《열방약국 말기암 통합요법 상담소》는 암 치료의 '심화 편'으로 볼 수 있습니다. '암 줄기세포'와 P53 유전자, 분화도 등의 개념을 익히고 4기 암의 치료 전략을 세울 수 있습니다. 이 책에는 비소세포 폐암 80세 4기 환자와 두경부암 4기 환자의 치유 사례가 들어 있습니다.

이번 책《캔서위너》에는 최대한 많은 환자의 실제 치유 과정과 사례를 제시하였습니다. 환자의 사례가 나의 이야기 또는 가족의 이야기로 공감을 자아내게 하고, 암으로부터 승리자가 되는 방법을 알려줍니다. 저의 관심은 어떻게 하면 환자들이 암의 개념을 정확히 인식하고 직면하여서 가장 빠르게 암이 생기는 환경에서 탈출하게 하느냐 하는 것입니다. 암 치료에 실패한 사례, 성공한 사례, 노력한 다양한 사례를 담고 있습니다. 또한 저자의 치유 핵심 전략을 제시하고 있습니다. 그동안 누구도 제안하지 않았던 두 가지 환경 변화를 강조하고 있습니다. 암 환자 체내의 '산성 환경'과 '염증 환경'을 바꾸었을 때 나타나는 신체의 드라마틱한 회복 능력을 보여줍니다.

나이와 상관없이 신체는 아주 정확하게 설계되어 있고, 변화할 수 있으며 회복탄력성이 있습니다. 올해 82세가 되신 저자의 아버지는 말기 폐암 진단 만 2년이 지났으나 10년 전보다 훨씬 건강한 상태로 지내십니다. 저자도 20년 전보다 더 에너지 넘치는 활력과 건강한 신체 상태를 유지하고 있습니다. 그 비결은 7년 동안 지속하는 아침 식단에 있습니다. 이미 이 식단의 위력은 유튜브 구독자와 두 권의 책 독자, 그리고 열방상담소의 환자들이 입증하고 있습니다. 혈색이 변화되고, 혈압, 당뇨, 고지혈 수치가 낮아지고, 소화와 대변 상태도 개선됩니다. 누구나 따라 할 수 있고 부작용은 최대한 경감시키며 암의 재발률도 현저히 낮아지게 됩니다. 관건은 누가 실행하느냐에 있습니다.

암 환자의 몸은 소변 pH 기준 산성 환경에 머물러 있고, 체액의 염도는 0.9 이하에 머뭅니다. 장에는 클로스트리디움균 같은 악성 혐기성균이 자라고 있고 머리카락에서는 중금속이 검출됩니다. 이런 몸의 환경은 단지 1~2년 안에 조성된 것이 아닙니다. 암의 씨앗이 이미 오래전에 몸에 뿌려진 것입니다. '암세포 씨앗이 싹트지 않게 하라'가 이 책의 핵심 주제이고 그 치유 방법은 '천연물 통합요법'에 있습니다. 식단만 바꾼다고 암의 씨앗이 완벽히 소멸하기는 어렵습니다. 더 빠르게 환경을 바꾸고 암의 씨앗을 소멸할 방법을 제시합니다. 열방상담소의 핵심 치유 전략은 채소와 약초와 과일 등에 들어 있는 성분인 '파이토케미컬'을 적절히 투여하는 것입니다.

열방상담소의 요법으로 단기간에 암세포가 제압되는 사례가 많이 보고됩니다. 그러나 환자들은 '6개월 정도만 관리하면 되겠지'라고 생각, 아니 착각합니다. 컨디션이 좋아지면 생활 습관은 느슨해지고 본인의 판단으로 관리를 중단하는 경우가 많습니다. 이럴 때 다시 암이 재발하는 것을 경험하게 됩니다. 이 책은 재발을 막기 위한 긴급 제안입니다. '암은 정복하는 것이 아니라, 다스리는 것이다'라는 점을 강조하고 싶습니다. 암은 혈압, 당뇨, 고지혈증과 같이 평생 관리를 해야 하는 질병입니다. '나는 암으로 죽을 것이다'라고 생각하지 말고 '나는 앞으로 암을 잘 다스려 건강해질 것이다'로 생각을 바꾸십시오. 저자는 유방암이 발병한 지 7년이 되었지만, 지금도 관리를 소홀히 하지 않고 지속적인 건강 식단과 천연물 요법을 병행하고 있습니다.

이 책은 과학적인 근거를 담았습니다. 독자가 이해하기 어려운 부분은 가볍게 핵심 내용만 파악하고 지나가도 좋습니다. 1장, 2장, 3장, 6장, 7장은 배경지식이 많지 않아도 읽을 수 있도록 난이도를 조정해 놓았습니다. 1장은 말기암 환자의 여러 이야기를 담고 있습니다. 2장은 몸의 산성 환경을 바꾸는 방법, 3장은 전이 여부를 알 수 있는 혈액검사 지표 이해하기, 4장은 염증 환경에 대한 이해, 5장은 후성유전학을 다루고 있습니다. 6장은 열방상담소의 천연물 요법을 소개합니다. 7장은 열방상담소의 요법으로 치유가 급속히 일어나게 된 사례를 소개하였습니다.

　마지막으로 이 책을 읽기도 힘든 환자에게 격려를 전합니다. 또한 치료에 대한 가족들의 노력과 열망에 박수를 드립니다. 바른 지식으로 채워가고 행동하며 환경을 변화하면 반드시 좋은 결과를 얻게 될 것을 응원합니다. 이 책에는 기존의 건강 서적에서 다루지 않는 내용을 전달하고 있습니다. 전문적인 내용의 핵심을 파악한다면 여러분은 '변화의 행동'을 시작할 수 있을 것입니다.

이 책의 집필에 함께한 열방상담소와 열방약국 직원들, 그동안 신뢰와 지지를 보내주신 독자분들께 감사의 마음을 전합니다. 여러분의 분투와 치유에 대한 열망이 이 책을 출판하게 된 동기이고 원동력입니다. 때로는 냉정하게 보이는 저의 일침에도 잘 따라와 준 환자와 가족에게 존경을 표합니다. 삶에 대한 여러분의 열망은 저에게 새로운 도전이었습니다.

함께 연구하고 집필한 전정미 약사님께도 박수를 드립니다. 염증과 후성유전학을 약사님의 관점으로 잘 저술하여 주었습니다. 환자들의 상담에도 열정적으로 임하였고 끝까지 파고드는 연구 자세는 본받을 만합니다. 이번 공동 저술 작업은 함께 토론하고 성장하는 시간이었습니다. 책의 방향을 정하고 밤마다 논문을 찾아서 읽는 시간은 마치 '보물찾기'를 하는 값진 시간이었습니다.

그동안 제가 집필한 2권의 책을 이미 읽었거나 읽고 계신 독자분들께도 감사의 마음을 전합니다. 《열방약국 말기암 통합요법 상담소》 책이 너무 어려워서 과연 몇 부가 판매될지 회의적이었는데 이런 예상은 완전히 빗나갔습니다. 이 책도 여러분께 긍정적인 영향력을 미칠 수 있기를 기대해 봅니다. 저의 암 치료에 대한 교육과 연구가 진심인 것이 전달되기를 바랍니다. 열방상담소는 암의 치료율을 올리기 위해 계속 연구하며 발전하겠습니다.

- 김훈하 약사

원고를 마무리한 날은 마침 스승의 날이었습니다. 저의 스승님은 역분화와 배아 이론 등 암에 대한 전부를 가르쳐 주신 고 박양호 실장님입니다. 돌아가시기 전날, "책은 잘 쓰고 있나?"라고 격려해 주신 지 6개월이 흘렀습니다. 암을 연구하다가 만난 어려운 문제에 대해 질문하면 대답 대신 논문을 건네시며 더욱 공부하라 하셨고, 아픈 환자를 보는 따뜻한 시선도 함께 가르치셨던 스승님, 보고 싶습니다!

그런 스승님을 모시고 공부하는 모임에서 김훈하 약사님을 만나 인연이 되었습니다. 책 집필은 처음이었기에, 이미 성공한 작가이신 김 약사님께서 제게 큰 도움이 되어 주셨습니다. 김 약사님은 되도록 많은 환자에게 도움이 될 방법을 찾기 위해 끊임없이 노력하는 열정적인 분입니다. 김 약사님과 함께 연구하고 환자 사례를 토론하며 꿈을 나누는 것이 제게 큰 기쁨입니다.

훌륭한 스승님의 가르침을 품고 멋진 김 약사님과 함께 성장하고 있지만, 제 진정한 스승님은 바로 상담소에 오시는 모든 분입니다. 암과 맞서 싸우는 분들의 용기와 희망찬 삶에 항상 감명받습니다. 그분들의 이야기에서 암뿐 아니라 삶과 인간에 대한 귀중한 교훈을 배웁니다.

변함없는 사랑으로 지지해 준 가족들의 힘이 글을 쓰는 데 버팀목이 되어 주었습니다. 집필 기간 내내 용기를 주고 조언을 아끼지 않은 심재문 약사님께도 감사의 인사를 전합니다.

- 전정미 약사

CONTENT

Chapter 1.

내가 만난
말기암 환자 이야기

1-1
당신은 이렇게 암을 이겨냈다

울고 웃는 말기암의 시간

말기암 진단을 받는 순간은 누구에게나 가장 뼈아픈 순간이다. 예상하지도 못했고 여러 가지 기억들이 순간 머릿속을 지나간다. 의사 선생님의 소리는 들리지 않고 뇌는 작동하지 않는다. 말기암 환자를 상담하면서 20대부터 80대까지의 다양한 환자의 사연을 접했다. 대다수는 여러 시행착오를 겪고 정보의 홍수에서 헤매다 대부분 상담을 받으러 온다. 수십 차례의 항암제 투여로 인한 부작용과 체력 저하로 몸도 제대로 가누지 못하는 분들이 많았다. 일부 환자들은 1~2개월이 지나면서 회복되었다. 반면, 일부 환자들은 전혀 변화가 없거나 상태가 악화되었다.

나는 유방암 환자였고, 말기 폐암에 걸린 아버지가 있는 환자의 가족이다. 또한 말기암 환자를 상담하는 약사이기도 하다. 환자의 상태, 가족의 마음을 누구보다 더 공감하고 이해하게 되었다. 가족 가운데 한 명이 암에 걸리기만 해도 극심한 불안, 걱정과 우울감이 가족 전체를 덮친다. 앞으로 어떤 일이 기다리고 있는지 모를 때는 공포감으로 발전한다. 불면의 밤을 보내고 예민해지므로 4기 암은 한 달 안에 살이 5kg씩 빠지기도 한다. 이때 필요한 건 가장 정확한 가이드가 답이다. 우왕좌왕할 시간이 없다. 진단을 받고 첫 6개월이 가장 중요한 시기이다.

직장암에 걸린 남자 환자는 한 달에 한 번씩 너무나 밝은 얼굴로 상담소를 찾았다. 혈액 수치와 체력도 점점 좋아졌고 나와 직원을 한 번씩 웃게 해주었다. 방문이 뜸할 때는 언제 올지 기다려지는 환자였다. 얼마 전 석 달 만에 겁에 질리고 낙담한 모습으로 방문하였다. CT에서 폐에 아주 작은 점과 같은 것이 발견되었다는 것이다. 본인이 열심히 식단과 보충제 요법을 시행하였기에 암이 완전히 사라지지 않은 것에 대한 충격이 컸다. 나는 다시 원론으로 돌아가 말기 암의 성격을 설명하고 몸의 환경을 변화시키는 가이드를 했다. 그는 다시 힘을 얻고 상담소의 문을 나섰다.

말기암의 투병은 이렇듯 울고 웃는 시간을 몇 번이나 겪는다. 항암

3차에 암이 절반으로 줄었다는 소식에 희망차고 기뻐한다. 항암 횟수가 거듭되면서 암은 줄지 않고 항암제의 부작용은 누적되고 체력은 소진된다. 손발은 붓고, 간 수치는 오르고 백혈구, 적혈구 수치는 매달 떨어진다. 말기암 환자가 천연보충제를 병행하지 않으면 항암 요법으로 인해 염증 수치가 오르고 부종과 간 손상 등이 필연적으로 발생한다. 환자와 가족은 항암제 부작용이 없는 것에 기뻐한다. 환자가 기억할 것은 항암 부작용이 없는 것이 암이 사라진다는 뜻은 아니라는 점이다. 언제 항암제가 내성을 일으킬지 모르기 때문이다.

항암제가 내성을 일으켰다는 말은 바로 '암의 전이'가 일어났음을 의미한다. 이때 환자와 가족은 깊은 낙담에 빠지게 된다. 나는 이 책에서 말기암에 걸렸을 때 당황하지 않도록 모든 정보를 쉽게 전달하고자 한다. 가장 빠른 가이드만이 암 환자와 가족에게 필요하기 때문이다. 치유의 길에 있는 환자의 사례들은 독자에게 희망을 줄 것이다. 정확한 지식은 뿌리가 깊어 흔들리지 않는 나무가 되게 한다. 말기암 치료의 굴곡을 용기 있게 맞서고 치유의 전략도 얻게 될 것이다.

눈물겨운 가족의 노력은
때로 기적의 시간을 만든다

나의 눈물샘을 터트린 분은 성상세포종에 걸린 40대 여성 환자였다. 개두술로 종양을 제거한 후 보충제 요법을 병행하고 회복이 좋았다. 수술 1달 후부터 뇌 방사와 항암제 '테모달' 복용을 시작했다. 방사선요법 10일 만에 대소변을 가누기 힘든 상태가 되었다. 인지 저하와 섬망 증상이 나타났다. 식사 중 갑작스러운 경련으로 인해 혀가 말려 숨을 못 쉬어 119를 부르는 상황이 생겼다. 4월에 너무 밝은 모습으로 만났는데 8월에 의식을 잃어간다는 소식에 속수무책이었다. 8월에 병상 세례를 받고 마지막을 준비한다는 소식이 들려오고 항암제를 중단하였다고 했다.

나는 처음부터 이분이 받는 항암제와 방사선치료가 의미가 없을 것으로 예상했다. 일반적으로 상담 시 환자에게 항암을 할지 말지를 언급하지 않는다. 수술과 일련의 표준 치료는 의사 선생님과 환자가 결정해야 할 중요한 문제이다. 성상세포종은 전형적인 암 줄기세포가 발현된 암이다. 혈액-뇌 장벽(BBB, Blood brain barrier)을 뚫고 항암 약물이 침투하기에는 역부족이다. 조직검사상 P53(암 억제 유전자) 3+가 발견되었다. 이 의미는 암 억제 유전자의 스위치가 아주 강력하게 꺼져 있다는 뜻이다. 결국 암을 억제하는 시스템이 망가져 있다는 뜻이다. 말기암에서는 대부분 P53 유전자가 변이 또는 활성이 꺼져 있다. 이런 상태의 면역체계는 병든 세포 또는 암세포를 제거하지 못하게 된다.

남편분이 암 공부를 열심히 하고 8월에 항암을 중단하자 부인은 기적적으로 일어났다. 항암제를 복용하는 2달 동안 수술 불가능한 부위에 암이 5cm로 또 자라났다. 암 줄기세포는 한 번 깨어나면 급속도로 자라나게 된다. 수술도 잘 되었으나, 2달 만에 암세포는 항암제와 방사를 쏘였는데 더 자라났다. 4기 암의 환경에서 항암제와 방사를 지속하게 되면 암세포가 암 줄기세포로 변하게 된다. 도리어 악성 암세포가 더 만들어지는 것이다. 항암을 중단하자 경련이 멈추고 의식도 돌아오게 되었다. 기적적으로 3개월 동안 만 보를 걷고 정상인과 다름없이 생활했다.

날씨가 추워져서 남편은 아내를 위해 1인용 비닐하우스를 만들어 만 보 걷기를 하게 했다. 황토를 깔고 미니 비닐하우스에서 해맑게 운동하는 사진을 보내주셨다. 그 짧은 3개월의 행복한 시간을 마치고 암이 다시 활동을 시작했다. 구토와 어지럼증으로 인해 1달 만에 8kg가 빠졌다는 소식을 듣게 되었다. 남편분과 환자가 편안하게 마지막을 준비하도록 기도하겠다고 통화했다. 나의 지식의 한계와 생명은 창조주에게 있음을 더 겸허하게 받아들이게 되었다. 생명의 시간은 기한이 있음을 직면한다. 이 부부에게 기적과 같은 3개월의 시간이 주어졌고, 옆에서 보기에도 그 시간을 충실히 감사함으로 채워가셨다.

말기암 환자들의 공통된 생각들

내가 만난 대부분 환자의 공통된 생각이 있다. 암 투병을 시작한 후 치료의 주도권을 본인이 갖지 않고 오직 의사 선생님만을 바라본다. 현대 의학의 접근법만 생각하고 다른 공부나 변화에는 관심이 없다. 1, 2기 암은 병원의 표준 치료 가이드만 따라가도 당장 큰일이 일어나지는 않는다. 암을 수술로 제거하고 혹여 있는 잔존암세포는 항암으로 정리를 한다. 환자에게는 그래도 시간적 여유가 있다. 호르몬양성유방암 환자의 재발은 비교적 시간이 길다. 10년 후에 재발이 될 정도로 느리게 암이 자라난다. 그러나 4기 암 환자라면 시간적 여유가 전혀 없다.

4기 암일 경우 병원 치료만 따라가면 완치가 있는가? 우리는 이 질문에 정확히 직면해야 한다. 암 치료 통계는 그렇지 않다고 가리키고 있다. 대부분의 4기 암은 5년 생존율이 10%가 되지 않는다.

1~3기까지의 치료율은 최근 10년 아주 좋은 성적을 보여주고 있다. 4기 암의 생존율은 의료의 눈부신 발전에도 불구하고 가파르게 올라가지 않고 있다. 아주 특별한 경우만 5년 이상 생존하는 것이 사실이다. 특히 70대 이상 환자는 항암을 하다가 돌아가시는 경우가 대부분이다. 끝까지 항암만 할 것인가? 아니면 다른 대안을 찾아야 하는가? 암 환자는 삶의 주도권을 의사에게만 맡기지 말고 되찾아 오라.

병원에서는 항암 치료를 죽기 직전까지 시행하는 경향이 있다. 당신이 4기 암 환자라면 언제까지 항암을 해야 할지 병원의 판단에만 맡기지 말라고 말하고 싶다. 환자 자신이 해야 할 일을 찾아야 한다. 항암으로 암이 줄어드는 기간에 본인의 역할을 하여야 한다. 피부암인 흑색종에 걸린 40대 환자는 키트루다를 무려 7년이나 맞았다. 키트루다는 제 역할을 해서 7년 동안 암은 잘 제어되었다. "중요한 이 시간에 어떻게 지내셨나요?" 환자는 아무런 변화를 주지 않았다고 했다. 똑같이 먹고 생활했다고 했다. 아침에 햄버거, 점심에 떡볶이라는 대답에 나는 너무나 놀랐다. 7년이라는 소중한 시간을 이렇게 소진하다니 안타까웠다.

7년이 되니 암은 전신으로 퍼졌고, 급기야 기도의 절반을 막아 음식 섭취가 힘든 상황이 되어버렸다. 모든 항암제는 영원하지 않다. 기한이 있다는 것을 꼭 기억해야 한다. 세포독성 항암제는 6~8개월,

표적 치료는 길게는 7년까지 쓰기도 한다. 면역 항암제는 이분처럼 7년 동안 쓸 수도 있고 6개월 만에 부작용으로 중단할 수도 있다. 사람마다 항암제의 유효 기간은 다를 것이다. 적어도 항암제가 암을 줄여주는 시간에 나도 최선을 다해 함께 역할을 해야 한다. 암이 자라지 못하도록 환경에 변화를 주고 생활에서 실천해야 치료 효율이 올라간다.

암 환자가 끊지 못하는 최애 음식들

부인의 손에 억지로 끌려온 50대 비소세포 폐암 환자가 있었다. 나를 찾아오는 환자는 최소 몇 주 동안의 식이요법을 하고 오는 정성을 보인다. 대부분 식단 교정을 하고 있기에 가볍게 식이요법을 다루고 지나간다. 이분은 식이요법 설명에 대부분 시간을 할애했다. 표적 치료제를 폐의 전이암을 줄이기 위해 2년 이상 쓰고 있었다. 암은 좀처럼 줄지 않고 있었고 환자의 혈액 수치는 나빠지는 않았다. 이분은 매일 아메리카노에 조각 케이크를 먹는 것을 끊지 못하고 표적 치료제를 쓰고 있었다. "선생님, 항암제 맞는 것 너무 힘들지 않으세요? 암의 먹이를 계속 주면서 독한 항암제를 쓰면 효과가 없지요."

1년 전에 부분 절제를 한 후두암 환자는 1년 만에 재발하여 후두를 완전 절제하였다. 이 의미는 목소리를 낼 수 없는 상태라는 뜻이다. 목에는 스카프를 두르고 오셨고, 전 절제를 한 목에는 구멍이 나 있었다. 구멍이 난 후두 주변은 노랗게 보이는 염증과 목 전체가 벌겋게 성나 있는 모습이었다. 암은 대부분 몸 안에서 자라므로 우리는 암의 모습을 알 수가 없다. 그러나 이런 후두암과 4기 유방암은 겉으로 관찰할 수가 있기에 모습이 무섭기까지 하다. 재발한 후두암이 수술하자마자 2주 만에 급격히 전이가 나타났다. 어떤 진통제로도 통증이 다스려지지 않았다.

"선생님, 지난 1년 동안 어떤 식사를 하셨나요?" "병원에서 뭐든지 잘 먹으라고 해서 약사님이 금지한 음식도 가리지 않고 먹었습니다. 특히 과자를 좋아해서 매일 먹었습니다." 이분이 1년 전에 부분 절제 후 식이요법을 병행하였다면 결과가 달라졌을까? 암의 재발이 좀 더 늦춰지고 목소리도 지킬 수 있지 않았을까 생각해 본다. 빵과 인스턴트 식품은 우리 몸에 만성염증을 유발한다. 암이 자라는 기전은 염증이 생기는 기전과 비슷하다. 1기 환자여도 평생 몸 안의 염증 관리를 해야 한다.

2기 췌장암 환자는 PET-CT 결과에 암이 사라진 깨끗한 상태를 확인했다. 케모포트를 제거하고 표준 치료를 마무리했다. 이 환자는 표준 치료를 마치면 몸 안에 암세포는 하나도 없다고 여겼다. 1년 동안 치료로 수고했으니 고기와 라떼, 치킨, 빵 등의 제한 없는 식단을 한 것이다. 단 3개월 만에 간 전이가 발견되었다. 1기 폐암 환자는 항암 방사도 하지 않고 간단히 부분 절제만 하였다. 3개월에 한 번씩 CT만 확인하면 되었다. 그런데 6개월 차에 뇌 전이가 된 것이다. 다들 본인이 너무 무지했다고 인정했다. 골고루 다 먹어도 된다는 영양사와 의사의 지침만 따른 자신을 자책했다.

치료 효율이 떨어지는 이유

암의 재발, 전이를 막기 위해서는 암세포의 성질에 대한 이해가 필요하다. 1기 환자여도 짧으면 6개월 안에 재발하거나 10년 만에 재발하는 경우가 있다. 수술을 깨끗하게 했는데, 어떻게 짧은 시간에 암이 자라는지 환자는 당황해한다. 환자들에게 늘 하는 말이 있다. "암세포가 보이지 않는다고 암이 몸 안에 없을까요?" 일단 암 진단을 받은 환자라면 암세포의 씨앗이 몸 안에 남아 있다고 생각해야 한다. 단지 이 씨앗에 싹이 언제 나는가에 따라 달라지는 것이다. 나는 이 암의 씨앗에 싹이 나지 못하도록 하는 교육을 한다. 머리에서 이해가 되어야 평생 스스로 삶을 조정할 수가 있기 때문이다.

암 환자는 진단 후 유튜브와 인터넷에 넘쳐나는 정보의 홍수 속에서 우왕좌왕하기 쉽다. 요양원의 누가 이것을 먹고 효과를 보았다고 하면 우르르 휩쓸려 구매 버튼을 누른다. 암의 종류와 몸의 환경도 다르기에 천편일률적인 접근은 치료 효율을 떨어뜨린다. 1기 환자와 4기 환자의 암의 공격성은 너무 다르다. 1기 환자는 가벼운 표준 치료로 인해서 암 재발에 대한 경각심을 갖지 않고 이전과 똑같은 생활을 한다. 이 점이 가장 안타까웠다. 1기에 암을 발견한 것은 신이 주신 행운이라고 할 수 있다. 이 행운을 자신의 '무지함'으로 흘려버리지 말기를 바란다.

1기, 2기 환자라면 지금부터 자신의 생명을 걸고 공부를 최소한이라도 해야 한다. 공부의 결과는 이전보다 더 건강해진 자신을 선물로 받는 것이다. 나 자신이 그 증거이기 때문에 자신 있게 말할 수 있다. 출산 후 항상 피곤한 아침을 맞았고, 멍한 머리를 깨우느라 커피를 들이마셨다. 새로운 지식으로 무장하고 처음으로 '정상인의 아침'을 맞이한 그날을 지금도 기억한다. 6시 반에 눈이 떠지고 저절로 몸이 일으켜지며 머리는 아주 맑았다. 냉장고에 있는 채소를 꺼내 물에 넣는 나 자신에 놀란 것이다. 다른 건강인은 아침마다 피로가 없이 이렇게 거뜬히 일어난다는 것을 경험한 것이다.

치료가 끝난 환자는 일을 하지 않기 때문에 초기에는 피로감을 느끼지 않을 것이다. 6개월이 지나면 이전의 피로감이 몰려오고 암 직전의 몸 상태가 되는 것을 느낀다. 이것을 경고 사인으로 보아야 한다. 이 시기를 잘 보내야 4기 암으로 진행되지 않는다. 일단 전이가 진행되면 고단하고 기약 없는 항암 치료를 한다. 1, 2기 암의 경우 항암은 짧게는 4회에서 8회 정도로 끝이 난다. 나에게 온 환자 중 항암을 100회 하신 분도 있었다. 항암 치료로는 암을 완전히 소멸시킬 수 없다. 단지 암의 급격한 성장을 독한 약으로 누르는 것이다. 항암제는 약효가 유효한 시간이 제한적이라는 점을 기억해야 한다.

"암이 줄었다 커졌다" 하는 것은 왜인가요?

항암 첫 3개월은 4기 암이어도 희망을 품는 시간이다. 3개월 만에 한 번씩 항암제 효율을 확인하기 위해 CT를 찍는다. 이 시기에는 웬만하면 암이 줄었다는 소리를 듣게 된다. 힘든 항암을 견디면 언젠가는 끝내는 날이 올 거라는 기대가 생긴다. 세포독성 항암제는 보통 6~8개월 동안 효과가 있다고 본다. 그 이후에는 약을 바꾸게 되지만 암에 효과가 있을 확률은 처음보다 낮아진다. 세포독성 항암제를 지속하면 백혈구, 적혈구, 헤모글로빈과 혈소판이 급격히 떨어진다. 구토, 탈모, 발진은 그래도 견딜 만한 부작용이다. 혈액 수치가 곤두박질하고 잘 먹지 못하고 기력은 소진된다.

항암제를 네 번 바꾼 분은 이제 쓸 약이 없어서 다시 독성 항암제로 돌아오게 된다. 탁솔과 시스플라틴으로 다시 시작하면 환자는 너무 고통스럽게 된다. 표적, 면역 항암제를 포함해서 환자가 가장 공포로 생각하는 항암이 세포독성 항암제이다. 이 항암제는 암세포가 두 개로 분열되는 중간 과정에 관여해서 증식을 억제한다. 중간 단계를 끊어주면 그 전 단계에 분열 이전의 암세포가 커지기 시작한다. 이를 다핵 거대 암세포(Polyploid giant cancer cell, PGCC)라고 한다. 4기 암의 50~60%가 다핵 거대 암세포가 발현한 것이다. 이 암세포는 암 줄기세포로 발전하고 항암제 반응을 하지 않는다.

처음에는 줄었던 암의 크기가 4개월이 넘어서면서 줄지 않고 크기가 그대로 유지된다. 여기서 항암제를 계속 쓰고 몸의 환경을 바꿔주지 않으면 전이가 시작된다. 기억할 점은 세포독성 항암제의 '유효 시간'이다. 이제 막 4기 암 진단을 받고 세포독성 항암제를 시작한다면 핵심 4~6개월의 시간을 잘 이용해야 한다. 항암제가 암의 크기를 어느 정도 줄여주는 시간에 환자 자신도 열심히 노력해야 한다. 식단을 바꾸고 보충제를 적극적으로 써서 암이 자라는 환경을 완전히 뒤바꿔 주어야 한다. 이 시간을 놓친다면 끝없는 항암 치료의 사이클에 들어서는 것이다.

표적 치료제를 쓰는 환자는 비교적 여유롭고 고통스럽지 않게 1~2년을 보내게 된다. 어떤 이는 표적 치료제를 쓸 수 있음에 너무 행운이라고 생각한다. 세포독성에 비해서 초반 부작용이 현저히 적기 때문이다. 이런 이유로 환자는 방심하고 노력도 기울이지 않게 된다. 모든 항암제의 마지막은 똑같다. 부작용이 폭발하고 몸은 소진되고 암은 계속해서 전이를 일으킨다. 항암제로 컨트롤할 수 없는 시간을 맞닥뜨리게 된다. 내가 환자에게 주는 전략은 초반에 암을 제압하라는 것이다. 부작용 없는 것에만 만족하지 말고 내가 할 일을 적극적으로 하라.

1-3
암의 승리자가 되다

뼈 전이 사라진 1호 환자가 될래요

2년 만에 전립선암 3기에서 재발한 환자는 2023년 PSA 수치가 8.66으로 올라갔다. 스스로 여러 보충제 요법, 면역강화 주사 등의 치료를 2년 동안 하고 있었다. NK세포 활성도는 65였고 소변의 pH는 6이었다. 간 수치는 한약을 복용한 영향인지 올라가 있었다. 열심히 노력은 했으나, 몸의 환경은 변하지 않았다. 내가 만난 말기암 환자들은 대부분 NK세포 활성도가 100 미만이었다. 소변의 pH는 5~6.5 범위에 있었다. 이분은 전립선암 공부를 많이 했고, 질문도 아주 구체적이었다. 상담 목적은 호르몬 억제제를 맞지 않아도 PSA 수치를 0.2 이하로 유지하기 위한 식단과 보충제에 관한 조언을 듣기 위해서였다.

호르몬 억제제로 인한 하지불안 증후군으로 수면 시 종아리에 전기가 흐르는 듯한 느낌으로 불편해했다. 뼈와 폐로 전이된 상태였다. 심각하게 최악의 상황이 오면 스위스로 가서 스스로 죽음의 날짜를 정하겠다는 비장한 말을 하면서 이 부분에 대한 나의 의견을 구했다. 절대 그런 상황은 발생하지 않을 것이고 이 PSA 수치로는 죽지 않는다고 못을 박았다. 이미 PSA 수치 800대, 300대 환자가 3~4개월 만에 0점대로 변한 사례가 있기 때문이다. 긍정적이고 밝은 생각을 해야 치유될 수 있다고 얘기하였다. 지금은 암이 왜 왔는지를 따지는 것보다 암이 재발하지 않는 환경 변화가 가장 현명한 시점이다.

나의 책을 읽고 잡곡밥을 싸서 가지고 식당에 가고 체중도 68kg에서 62kg까지 감량하였다. 흉추 12번의 뼈 전이가 있지만, 용기를 내서 약사님의 '뼈 전이 사라진 1호 환자'가 되겠다고 하였다. 보충제 복용 3개월 만에 소변 pH가 7.5로 바뀌었고, PSA는 0.04로 내려갔다. 간 수치도 정상이고 한라산을 매일 15km씩 등반하는 체력이 되었다. CT 결과, 폐 전이와 흉추 전이가 사라졌다는 소식을 전해왔다. "약사님, 제가 '뼈 전이 사라진 1호 환자'가 되었어요." 기쁜 소식이었다. "뼈 전이 사라진 환자는 이미 있습니다." "그럼 2호 환자도 좋습니다." 우리는 너무나 기분 좋게 대화를 나누었다. 이 3개월 동안 환자분은 식이요법을 정말 자세히 물어오셨다. 올바른 지식으로 치료에 대한 자기 주도성을 갖게 되었고 평생 스스로 관리할 수 있게 되었다.

15년 동안 세 번 암이 자라나다

48세의 이 환자는 2008년 유방암 1기였다. 부분 절제술과 항암, 방사선치료를 받았고, 호르몬양성유방암이었다. 10년 만에 다시 같은 쪽에 유방암이 재발해서 전체 절제 수술을 하고 항암을 하였다. 암세포가 한 번 씨앗이 뿌려지면 수술, 항암, 방사선치료를 받아도 완전히 사라지지 않는다. 언제든지 싹이 날 준비를 하고 있다. 표준 치료를 하고 이전과 똑같이 지내면 암세포는 1cm로 자라서 발견되기까지 조금씩 커지고 있다. 단지 보이지 않을 뿐이다.

이 환자는 세 번째 암이 재발하게 된다. 2023년 9월에 왼쪽 유방에 삼중음성 유방암으로 진단을 받았다. 5년 만에 암이 또 발견된 것이다. 이번에는 더 악성이었고, 암의 성질이 변하였다. 즉시 예방적 난소 절제와 유방을 수술했으나, 바로 겨드랑이에 전이가 일어났다. 림프절에 혹처럼 자라났고 목과 주변 부위에 통증이 극심했다. 병원에서는 맞는 항암제가 없어서 임상 시험 항암제를 투여했다. 이런 상태로 상담이 진행되었고, 지난 15년 동안 생활에 변화를 주지 않은 자신의 무지를 탓하였다.

　다행히 환자는 나의 가이드를 잘 따라주었고, 12월에 CT를 찍은 결과, 암이 거의 보이지 않고 실처럼 보인다는 뜻밖의 결실을 얻었다. 3개월 만에 삼중음성 유방암 세력이 꺾인 것이다. 심한 겨드랑이 통증도 한 달 안에 사라지고 체력도 좋아졌다. 단 임상 약으로 인한 혈액 수치 저하가 심했다. 의사 선생님께 약을 줄이거나 끊는 것에 대해서 문의했으나 그런 문제는 환자가 알아서 하라는 답변을 얻었다. 보통 4기 삼중음성 유방암은 항암을 하지 않으면 1년 6개월의 여명을 본다. 여기서 항암을 하면 6개월을 더 산다고, 의사 선생님은 일반적으로 말한다. 이 환자는 4기 암 진단을 받자마자 통합요법을 하여서 좋은 결과를 얻고 너무나 기뻐했고 감사해했다.

6개월 만에 폐암이 사라지다

　비소세포 폐암 4기인 50대 환자는 세포독성 항암 2가지와 면역 항암제 요법을 하였다. 이런 항암제 조합은 비소세포 폐암, 삼중음성 유방암, 두경부암, 대장암 등도 똑같이 쓰고 있다. 적절한 표적 치료제가 없는 경우 시스플라틴, 탁솔, 키트루다 3가지 요법을 투여한다. 2023년 2월에 암 진단을 받고 바로 4월에 상담하였다. 통합요법의 효율이 가장 높은 군은 4기 진단을 받고 항암을 하자마자 같이 보충제와 식이요법을 한 경우이다. 폐의 암 크기는 9×8×7cm로, 공처럼 동그랗게 컸다. 뼈 전이가 있고 혈압약, 고지혈약을 복용하였다.

혈당 121, LDH 수치는 555, CRP 7.0으로 염증 수치가 높았다. 혈압, 고지혈, 혈당이 높은 상태는 암이 자라기 좋은 환경이 된다. 염증 수치가 높은 것도 암이 좋아하는 환경이다. LDH 수치도 암의 전이 여부를 알 수 있는 수치이다. 4월에 상담 당시의 혈액은 모든 수치가 암이 잘 자라고 있다는 것을 보여준다. 백혈구도 항암을 하는데도 12.1로 높았다. 항암제가 효력을 발휘한다면 백혈구 수치는 4점대로 떨어졌을 건데 도리어 정상 수치를 넘었다. 혈당도 공복에 높았기에 식사를 철저히 제한했다.

보충제와 식이 변화 3개월 만에 암의 크기가 2cm로 줄었다. 영양 상태는 좋았고 단핵구 수치가 12로 높았다. 아직도 염증이 몸 안에 있다는 증거이다. 6개월이 되었을 때, CT 결과는 암이 거의 보이지 않는다는 소식이었다. 병원에서는 4기임에도 항암을 마무리하고 방사선치료를 제안하였다. 보통 4기 환자는 항암을 중단하지 않고 끝없이 하게 된다. 이 환자는 거의 10cm에 달하는 암이 사라졌고, 방사선치료로 병원 치료를 마무리하게 된 것이다. 지금은 백혈구 수치 6.2, 적혈구 4.49, 헤모글로빈 15.4로 너무나 좋은 수치로 회복이 되었다.

항암을 많이 한 환자들은 이 혈액 수치가 얼마나 도달하기 어려운 수치인지 알 것이다. 항암을 하게 되면 백혈구 수치는 보통 2~3점대 부근에 있고 항암 치료가 끝나도 이 수치는 좀처럼 회복되지 않는다. 적혈구 수치는 3점대에 머물러 있고 헤모글로빈도 10점대 정도일 것이다. 항암을 할 때 통합 치료를 하면 항암제로 인한 골수 손상이 금방 회복된다. 통합 치료란 항암 등의 표준 치료와 보충제, 천연물 요법을 병행하는 것을 말한다. 가장 관건의 시간은 무조건 초반 3~6개월의 시간이다. 이 시기를 놓치면 통합요법의 효율도 떨어지게 된다.

체중이 40kg에서 29.5kg이 되다

눈이 너무나 크고 얼굴이 고운 자궁암 환자는 아주 더운 여름날 상담소를 방문하였다. 그분의 미모와 심하게 말라버린 몸 상태에 놀랐다. 꺾어질 것만 같은 몸은 29.5kg이었다. 자궁에 방사선을 쪼였는데 장에 천공이 나버렸고 출혈로 한 달 동안 물도 마시지 못한 것이다. 몸무게는 10kg가 쭉 빠져 버렸다. 출혈이 멈추자, 병원에서는 키트루다를 맞게 했고 회복되지 않은 장으로 인해 설사가 심했다. 체력은 이미 바닥이 나버린 상태였다. 나는 환자에게 항암의 중단 여부에 대한 안내를 보통은 하지 않는다.

항암 중단은 아주 중요한 결정이기 때문에 환자와 가족이 결정해야 한다고 생각한다. 이 경우는 내가 강력하게 항암을 중단하라고 말해야 했다. 암으로 나빠지기 전에 체중 저하와 영양 결핍으로 인한 우려가 더 컸기 때문이다. 항암을 쉬어가고 장 점막 복구와 체중 증가를 목표로 보충제를 썼다. 보름 만에 체중은 32kg으로 증량되었다. 환자는 체력을 조금 회복하니 바로 키트루다를 또 맞았다. 다급하게 연락이 와서 전신 통증이 너무 심한데 도와달라고 했다. 항암제로 인한 통증은 일반 약으로 다스리기가 힘들다. 항암제 중단만이 답이다.

다음 항암 중단을 내가 제안할 수는 없다. 환자는《말기암 통합요법》책을 읽고 또 읽었다. 본인의 자궁암 성격이 육종암 30%인 암인 것을 이해했고, 항암제가 더 이상 듣지 않을 것을 알았다. 이미 3번이나 항암제를 바꿨고, 복수도 찬 데다 통증과 설사를 경험했다. 재상담을 왔을 때는 체중이 35kg까지 올라왔고, 혈색도 좋아지고 얼굴도 이전의 미모를 회복하고 있었다. 처음에는 통합요법에 대한 이해가 없어서 질문도 많았고 보충제에 대해서도 의문이 있었다. 하지만 이제는 혈액 검사지를 보면서 어떤 수치가 변화해야 하는지 이해하게 되었다.

수술해도 암의 씨앗은 남아 있다

내가 상담한 환자 중에서 암이 가장 빠르게 사라진 경우는 식도암 2기 환자였다. 나의 두 권의 책을 다 이해하고 오셨다. 5cm의 식도암은 2기였지만 중등도 분화된(Moderately differentiated) 암이었다. 이런 암은 4기로 발전하기 쉬운 성격이다. 다른 환자의 치료 효율을 보고 다소 놀라셨고, 4기 암이 사라지는 결과에 신뢰하기 시작하셨다. 5회의 세포독성 항암을 진행하였고, 나쁜 식습관을 이미 고치고 상담에 임하였다.

보충제 복용 12일 후에 PET-CT를 찍었는데 결과는 종양이 1/3로 줄어든 것이다. 환자는 흥분하면서 이 소식을 전하였다. 정확히 한 달 후에 식도를 완전히 절제하는 수술이 예약되어 있었다. "이런 속도라면 한 달 후에 암이 없어질 것 같은데요"라며 수술 여부에 대해서 의논해 오셨다. 항암도 마찬가지고 수술 여부도 내가 결정하거나

의견을 제시하지 않는다. 병원 의사 선생님은 수술을 안 하겠다는 말에 불같이 화를 내셨고, 가족들도 수술을 원했다. 식도 없이 사는 삶에 대해 환자는 매우 슬퍼했고 좌절했다.

　수술은 예정대로 진행되었다. 식도를 절제하고 조직검사를 해보니 식도에는 암세포가 하나도 보이지 않았다. 주위 림프절 40개를 떼어 보니 암세포가 단 2개만 발견되었다. 식도 상태가 깨끗하여 8시간 걸릴 수술은 단 3시간 만에 끝났고 회복도 좋았다. 수술 한 달 후 연락이 왔는데 혈액 수치도 너무 좋다고 감사하다는 말을 전하셨다. 식도가 없는 상태에 마음은 아프지만, 다른 분들 상태보다 회복이 너무 빠르고 식사도 조금씩 하고 계셨다. 상담을 오기 전부터 나의 식단 가이드를 따르고 이미 생활에 변화를 준 환자들에게서 통합 치료 효율은 훨씬 더 빠르게 나타났다.

　이 책을 집필하는 동안 환자분에게 연락이 왔다. 날짜를 보니 6개월이라는 시간이 지나갔다. 환자는 수술이 끝나면 암으로부터 해방이라고 생각했다. 열방상담소의 통합요법을 단 1개월 10일만 적용하고 그후 전부 중단을 한 것이다. 식도 제거 후 음식 섭취가 힘들고 체중이 급격히 빠졌다. 그래서 본인의 생각대로 체력 보충을 위해 염소즙을 섭취하기 시작했다. 정확히 6개월 만에 원발부위에 암세포가 없는 상태에서 골반 부위 전이암의 크기가 15cm로 자라났다.

쇄골 쪽도 침범해서 그야말로 속수무책인 상태가 되었고, 도와달라고 연락이 온 것이다.

 암은 항암, 수술, 방사 치료를 마치면 완전히 질병 상태에서 벗어나는 것이 아니다. 이 책을 쓰는 가장 큰 목적은 환자에게 암의 씨앗이 뿌려졌다면 언제든지 '전이'가 일어날 수 있음을 알리기 위함이다. 평생 혈압, 당뇨를 관리하는 것처럼 암은 평생 '다스리며 관리하는 병'이다. 암이 발생하는 몸의 환경 개선은 시간이 걸린다. 최대한 부작용이 없는 천연물 보충제로 관리하면서 이전보다 더 건강한 몸으로 변화될 수 있다. 이제 본인의 생각과 습관을 내려놓고 최신의 지식과 관점으로 무장을 해야 한다. 이 책을 읽어가며 본인의 관점을 새롭게 하는 계기가 되길 바란다.

꿀팁 🐝

항암제가 내성을 일으켰다는 것은 바로 '전이'가 일어났음을 의미한다.
표준치료만으로 암세포가 완전히 사라지지 않는다.
암은 혈압, 당뇨처럼 평생 '관리'해야 하는 질병이다.

Chapter 2.

암이 자라는 환경 바꾸기
- 산성 환경

암이 자라는 환경은 산성 환경

나는 표준 치료가 끝나고 여전히 피곤한 몸 상태를 겪으면서 근본적인 치유의 필요성을 느꼈다. 약국으로 근무 복귀한 뒤 3개월이 지나자, 이전과 같이 아침에 일어나기 힘들고 지치는 증상이 시작되었다. 암은 수술, 항암으로 처리했지만, 나의 몸은 근본적으로 변화되지 않았다. 혈액검사를 주기적으로 하면서 수치의 변화를 관찰했다. 인체의 산도를 측정하는 값을 pH라고 한다. 유방암 발병 당시 내 소변의 산도(pH)는 5였다. 소변 검사를 통해 몸의 산성도를 아주 쉽게 알 수 있다. 대부분 이 의미를 간과하고 지나쳐 버린다. 병원에서도 몸의 pH에 대해 중요성을 두지 않는다.

나는 이 숫자에 집중했고, 5라는 숫자부터 바꾸는 것을 목표로 하였다. 짧은 시간 안에 이 수치가 변화하지는 않는다. 전체 체액을 pH 5라는 산성에서 pH 7.4라는 알칼리성으로 바꾸는 것은 인내의 시간이 필요하다. 환자는 한 달 식이요법을 하고 "왜 이 수치가 바뀌지 않나요?"라며 조급함을 드러낸다. 산성 체액으로 긴 시간을 아무런 인지도 하지 못한 채 지내온 것이다. 인식을 한 후로는 아침마다 리트머스 검사지로 검사하고 색깔이 변하지 않는다고 실망한다. 최소 3개월 이상의 시간이 필요하므로 아침마다 검사하는 것은 불필요하다.

"왜 소변 pH가 7.4가 되어야 해요?" 우리 몸에서 잴 수 있는 여러 체액이 있지만, 혈액보다는 간편하기에 소변으로 측정한다. 혈액의 산도는 7.35~7.45이다. 이 수치가 7 이하이면 산성이고 7 이상이면 알칼리성이다. 너무 낮아도, 너무 높아도 인체에는 치명적이다. 나는 체액의 균형을 건강도를 측정하는 가장 기본으로 본다. 암 환자의 체액은 pH 5~6.5로 산성으로 기울어져 있는 경우가 많았다. 치료의 방향을 산성에서 중성으로 조금만 올려주어도 암의 성장이 더디거나 멈추는 것을 경험적으로 알게 되었다.

1기, 2기 환자의 표준 치료 후 회복 상태를 가늠하는 기준의 하나로 pH를 본다. 치료가 끝난 후 pH가 산성이라면 진정한 의미의 건강한 상태라고 볼 수 없다. 표준 치료가 끝난 환자라면 지금부터 정상 체액으로 바꾸는 방법을 배우고 실천해야 한다. 4기 암 환자는 체액이 더 산성 수치로 내려가지 않도록 노력해야 한다. 암 환자는 체액이 기울어진 운동장에서 10년 이상 지내온 것이다. 산성화된 몸은 염증의 온상이 되고, 면역체계가 무력해진다. 그 결과는 높아진 염증 지표인 혈액 수치에서 나타난다.

암세포에서 분비되는 젖산의 의미는?

MIT 암연구소는 종양의 깊숙한 내부에는 산소가 거의 없고 산성화된 주머니가 많다는 것을 발표했다. 종양 표면은 산성화되어 있고 이것이 암의 전이, 침투와 관련이 있음을 알게 되었다. 산성 환경은 더 공격적인 단백질(MMP14)을 만들어 암이 전이한다는 것이다. 프랭크 거틀러(Frank Gertler) 교수는 종양의 산성도를 표적으로 하는 방법이 치료적 가치가 있다는 의견을 제안했다. 실험 결과는 3,000개의 유전자가 pH에 따른 활성 변화를 보였고, 300개에 가까운 유전자가 유전자 조립 또는 접합 방식에 변화를 보였다.

암세포는 낮은 pH 조건에서 생존하고 증식하는 능력이 생긴다.

산성 조건에서 변화되는 대표적인 두 가지 단백질은 암의 전이와 연관되어 있다. 세포가 혈관으로 이동하여 전이를 촉진하는 메나(Mena)라는 단백질은 산성 환경에서 더 활성화된다. 또 다른 중요한 단백질인 CD44는 종양 세포가 더 공격적으로 변하고 세포 외 조직을 뚫을 수 있게 한다. 종양 세포의 산성화는 세포 침입과 이동에 관여하는 분자(MMP14)를 발현한다. 이 MMP14는 다른 조직의 외막을 뚫는 역할을 해서 암세포의 이동을 돕는다.[1]

케이이치 모리시타(Keiichi Morishita)는 《암의 숨겨진 진실》에서 산성화에 관한 내용을 소개했다. 혈액이 산성화되기 시작하면 우리 몸은 혈액을 약알칼리성으로 유지하기 위해 산성 물질(보통 독소)을 세포에 축적한다. 세포가 더 산성화되고 독성이 강해지면 세포 내부는 저산소증(Hypoxia) 상태가 된다. DNA와 호흡 관련 효소가 저산소 상태에서 손상된다. 시간이 지남에 따라 산성도가 증가한 세포 일부는 죽는다는 것이 모리시타 교수의 이론이다. 이렇게 죽은 세포 자체는 산(acid)으로 변한다. 산성화된 세포 중 일부는 그 환경에 적응하고 일부 세포는 비정상 세포가 되어 살아남는다. 이러한 비정상 세포를 악성 세포라고 한다. 악성 세포는 질서 없이 무한 성장을 하고 바로 이것이 암이 된다.

---

1 https://news.mit.edu/2019/how-tumors-behave-acid-0320

캔서 위너

또한 종양의 산성도의 원인은 충분한 산소가 공급되지 않는 저산소 환경이라는 관점이 있다. 저산소 환경에서는 혈액 공급 부족으로 종양 중심부는 괴사로 이어진다. 종양은 포도당을 저산소 환경에서 사용해서 젖산을 방출한다. 에너지 생성을 위한 포도당 분해 과정에서 다량의 젖산이 만들어지고 종양 주변 환경은 낮은 pH 환경이 된다. 포도당 분해 마지막 과정에서 젖산탈수소효소(LDHA)는 젖산염을 만드는 것을 촉진한다. 혈액검사에서 LDH 수치가 높다면 항암제에 내성을 일으키고, 암이 성장, 전이한다는 의미가 된다. LDH에 대한 표적 치료가 항암 치료의 하나의 방법이 될 수 있다.

가장 빠른 체액 교정의 비결은?

녹황색 채소에는 칼륨이 풍부하게 들어 있다. 칼륨은 우리 몸의 중요한 전해질로서, 세포 내외의 전기적 균형을 유지하는 데 필요하다. 이 균형은 신경 및 근육 기능, 심장 박동, 혈압 조절 등에 중요한 역할을 한다. 산성화된 몸, 즉 체내의 pH가 산성을 향해 이동하는 상황에서는 칼륨이 중요한 역할을 한다. 칼륨은 세포 내부에 많이 존재하며, 세포 외부로 이동함으로써 세포 외부의 pH를 중화시키는 역할을 한다. 이는 세포 외부 환경의 산성화를 완화하고, 몸의 pH

균형을 유지하는 데 도움이 된다. 녹황색 채소에는 칼륨 외에도 다른 중요한 무기질과 비타민이 풍부하다.

2019년 3월 국제학술지 《사이언스》의 표지는 'T세포를 구하라'였다. 그 내용은 T세포를 활성화하는 데 고농도 칼륨이 연관되어 있다는 것이다. 어떤 종류의 암세포는 면역세포인 T세포를 눈멀게 한다. 최신 항암제인 면역 항암제는 눈이 멀어 있는 면역계를 깨우는 약으로 환영받고 있다. 미국국립암연구소(NCI) 연구팀은 고농도 칼륨에서 T세포를 배양하여 흑색종에 걸린 쥐에 이식하였다. 일반적 세포 밖 칼륨 농도는 5mM인데, 40mM을 투여한 것이다. 고농도 칼륨 T세포 주입 쥐는 30일이 지나도 모두 생존했다. 반면 정상 농도의 칼륨을 주입한 쥐는 20%만 살아남았고, 아예 칼륨을 주입하지 않은 쥐는 20일 내로 모두 죽었다.

종양 세포 내의 T세포는 자신의 면역 능력에 대한 눈이 멀게 된다. 이 실험의 가치는 고농도 칼륨 환경에서 면역세포인 T세포가 깨어난다는 점이다. 이 점을 이용하면 암에 걸린 환자의 면역세포를 또한 깨울 수 있다는 의미이다. 면역 항암제를 투여받는 환자에게 고농도 칼륨 요법을 병행한다면 그 효과가 증폭될 수 있다. 4기 암의 면역체계는 자신을 돕지 않고 암을 돕는 상태로 '면역편집'이 일어나서 면역 항암제의 효과가 떨어진다. 암의 전이란 원발 암에서 떠나 다른 장기로 이동 증식하는 것을 말한다. 세포의 칼륨 채널이 활성화되면 암의 원격 전이가 억제된다는 연구 결과가 있다. 칼륨 채널은 산성 pH에서 억제되고 알칼리성 pH에서 활성화된다.[2]

국내 연구진은 칼륨을 강화한 죽염을 섭취했을 때 암의 전이가 억제된다는 논문을 발표하였다.[3] 정제염, 천일염, 죽염, 칼륨 죽염의 농도에 따른 항암 효과를 측정하였다. 1% 농도의 칼륨 죽염이 암세포 성장을 54% 억제하였다. 암세포 증식 기전(Bcl-2)을 칼륨 강화 죽염이 억제하여 아포토시스(세포 사멸)를 촉진한다. 칼륨 채널을 활성화하기 위한 환경을 위해서 죽염과 녹황색 채소 섭취를 극대화하는 방법을 선택한다. 4기 암은 과학적인 접근을 통해서 전략적인 식단 변화와 천연물 보충제를 병행해야 한다. 이런 적극적인 생활 변화와 표준 치료(수술, 항암, 방사)가 조화를 이룰 때 최대의 효과를 얻을 수 있다. 신장 수치가 안 좋은 환자는 칼륨 섭취에 주의를 기울여야 한다.

---

2   https://patents.google.com/patent/WO2012057421A1/ko

3   조흔, 정지강, 김소영, 박건영. (2012). 칼륨 죽염의 in vitro 항암 기능성 증진 효과. 한국식품영양과학회지, 41(9), 1248-1252.

새로운 아침 습관을 만들라

산성 체액을 빠르게 교정하기 위해서는 칼륨 섭취를 늘려야 한다. 가장 쉬운 방법은 채소의 섭취를 늘리는 것이다. 나는 2018년 유방암 진단을 받은 이후 지금까지 아침에 채소 주스를 마시고 있다. 아침에 180~250ml의 채소 주스를 마시는 이유는 하루에 필요한 채소를 충분히 공급하고자 함이다. 암 환자라면 정상인보다 더 많은 양의 채소 섭취가 필요하다. 그 이유는 정상인의 체액은 7~7.4에 있고 암 환자는 pH 7 미만으로 산성이기 때문이다. 채소를 살짝 쪄서 갈아서 섭취하는 이유는 양은 많이 섭취하고, 흡수율은 높이기 위함이다.

항암을 하는 환자는 위 점막이 약해져 있으므로 생채소를 그대로 섭취하기에는 부담이 된다. 내 두 권의 책에 소개한 이 주스는 일명 '몽땅 주스'라고 부르기도 한다. 재미있는 이름이다. 요리에 소질이 없어도 된다. 무조건 냉장고에 있는 채소를 모두 꺼내서 듬성듬성 썰어서 찌고 갈면 된다. 방법이 어렵지 않지만, 이것을 지속하는 것이 핵심이다. 어떤 습관을 7년 넘게 계속하고 있는가? 아침에 몽땅 주스를 만드는 것이 나의 아침 루틴이 되었다. 나의 유튜브 채널 '김훈하의 열방상담소' 영상을 시청한 많은 분이 몽땅 주스의 효능을 극찬한다. 만성 변비에서 해방되고, 가스가 차거나 독한 방귀 냄새에서 해방된다.

혈액검사로 몽땅 주스의 효과를 확인할 수 있다. 높았던 혈중 지방 수치, 혈당 수치, 혈압 수치가 단 2달 만에도 현저하게 떨어진다. 암 환자의 피드백은 더 극적이다. 몇 개월 만에 체액이 교정되고 암은 줄어들었다. 환자들은 나와의 상담을 통해 가장 먼저 무엇을 해야 하는지 명확하게 알게 된다. 바로 채소를 섭취하는 아침 식사 습관을 갖는 것이다. 식사 습관의 변화는 가장 빠른 지름길로 가게 한다. 여기저기 기웃거릴 시간이 없다. 항암 주사 한 방으로 내 몸의 암을 다 소멸할 거라는 환상은 버려야 한다.

아침 식사 준비는 최대한 간단하게 한다. 일어나자마자 냉장고에서 7가지 채소를 꺼내 물에 5분 담가놓는다. 씻어낸 채소는 듬성듬성 썰어 찜기에서 5분 정도 찐다. 성능이 좋은 믹서기에서 갈아낸다. 채소 주스를 그대로 섭취할 경우, 아침에 염분이 부족하게 된다. 아주 좋은 죽염으로 간을 해서 수저로 떠서 씹어서 먹는다. 식이섬유가 그대로 있어 씹어서 섭취한다. 1등급 삶은 달걀, 두유기로 만들어 낸 서리태 두유 1잔과 중간 크기의 찐 고구마와 함께 먹는다.

이런 식단은 혈당을 급격히 올리지 않고 필요한 영양소를 낭비 없이 흡수하게 된다. 하루에 필요한 에너지를 공급하고 암세포는 굶기는 식단이다.

몽땅 주스의 채소 성분은 천연 항암제이다

한 끼에 7가지 채소, 과일과 8가지 동결 가루를 넣은 아침 주스는 천연 항암 성분의 집합이다. 15가지 이상의 채소를 아침 식사로 섭취함으로 체액 교정과 세포 내에 충분한 산소를 공급하게 한다. 녹색 채소를 유기농 동결 가루로 쓰는 이유는 편리함을 위해서이다. 8가지 녹색 채소를 아침마다 씻고 준비하는 것은 고된 일이 될 수 있다. 환자의 배우자는 아침에 15가지 채소를 준비하느라 1주일 만에 녹초가 될 수 있다. 효능이 입증된 유기농 동결 가루가 편리하고 흡수율도 보장이 되므로 적극 추천한다. 암 환자는 식사로 영양소를 섭취하되 과식은 금물이다.

간혹 항암 중에 체중이 증가하는 식단을 하는 환자가 있다. 칼로리 섭취를 제한하면서 항암의 효과를 극대화하는 식단은 저탄수화물, 저지방식, 적절한 단백질 섭취이다. 왜 저탄수화물과 저지방식을 해야 하는지 단계별로 설명하겠다. 이렇게 무조건 적게만 섭취해서 영양 결핍이 되면 어떻게 하느냐는 질문이 있을 것이다. 암 환자는 적정 체중을 유지해서 더 찌지도, 빠지지도 않게 유지하는 식단을 한다. 과체중인 분은 체중을 많게는 5kg 감량을 해야 한다. 저체중인 분은 필사적으로 더 빠지지 않도록 주의해야 한다.

나의 경우는 과체중이어서 한 끼 몽땅 주스 요법을 해서 서서히 감량했다. 항암 하는 6개월 동안 2~3kg 감량했고, 지난 7년 동안 10kg 감량하였다. 자신의 원래 체중보다 올라가는 식사는 암세포도 성장하게 된다. 환자와 가족은 항암 요법을 부작용 없이 하기 위해서는 잘 먹어야 한다고 생각한다. 항암 하는 동안 활동량도 많이 감소하기 때문에 식사 3번을 배부르게 먹는 방법은 맞지 않는다. 환자에게 아침은 가볍게, 점심, 저녁은 잡곡밥 1/2~2/3 공기로 한식을 추천한다.

<**몽땅 주스에 들어가는 채소와 항암 성분**>

1. 사과: 퀘르세틴, 울솔릭 애씨드(Ulsoric acid)

2. 비트: 베타인, 폴리페놀

3. 파프리카: 베타카로틴, 캡사이신

4. 토마토: 라이코펜

5. 양배추: 비타민 K, 글루코시놀레이트, 이소티오시안산

6. 브로콜리: 설포라판

7. 당근: 루테올린, 베타카로틴

8. 케일: 제이잔틴, 글루코시놀레이트, 비타민 A, C, K

9. 신선초: 카테킨, 칼콘(Chalcones), 잔토안젤롤(Xanthoangelol)

10. 보리새싹: 클로로필, 플라보노이드, 폴리페놀

무지개색 채소의 항암 성분은 무엇일까?

항암제는 암세포와 정상세포에도 각종 손상을 준다. 항암제는 빠르게 자라는 세포까지 공격하기 때문에, 탈모, 구토, 구내염, 위점막, 장점막 손상, 혈액 골수 손상까지 일으킨다. 암세포는 우리 몸의 면역계인 T세포를 눈멀게 하여 마음껏 증식한다. 면역 항암제가 T세포의 면역 잠금장치에 작용하여 면역을 깨우는 작용을 하지만, 모든

암 환자에게 쓸 수는 없다. 정상세포는 유지하면서 암세포에만 작용한다면 가장 최상의 항암제가 되는 것이다. 이 최상의 항암제를 일상에서 구해서 식단에 추가하면 된다.

채소와 과일에 들어 있는 핵심 성분을 파이토케미컬(Phytochemical)이라고 한다. 최신 논문에 따르면 이 파이토케미컬을 이용해서 암세포의 성장, 전이를 억제할 수 있다는 것이다. 파이토케미컬은 식물의 색소와 전체 성분에 들어 있는데, '제7의 영양소'로 불리고 있다. 열방상담소의 핵심 치유 전략은 파이토케미컬의 최적 조합을 찾아내서 암 환자에게 처방하는 것이다. 파이토케미컬에는 생리활성 물질이 들어 있는데, 항산화, 항염증, 면역력, 해독, 항균, 항암 작용을 한다. 우리가 주변에서 흔히 보는 채소, 과일이 천연의 항암제 역할을 한다.

식물은 움직일 수 없는 상태에서 강한 자외선, 새, 곤충의 공격을 피해서 생존해야 한다. 식물의 대사 과정에서 이런 공격을 막을 수 있는 성분을 만들어서 생존에 강한 상태가 되었다. 파이토케미컬은 카로티노이드, 페놀, 테르페노이드, 알칼로이드, 유기황 화합물로 나눈다. 페놀화합물의 폴리페놀 성분이 빨강, 파랑, 자주색을 띠는 채소이다. 폴리페놀 계열의 플라보노이드에 각종 항암 효과 채소군이 많고, 항암 성분도 다양하다. 6장에서도 다루게 될 천연물 성분이 플

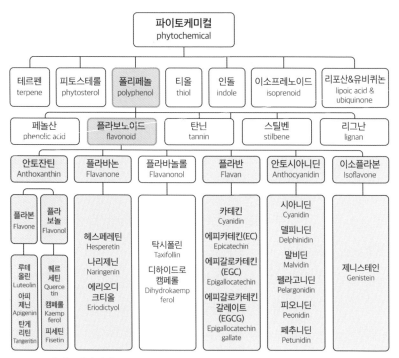

<표 2-1> 파이토케미컬의 분류

라보노이드 계열에 많다. 퀘르세틴, 진저롤, 캠퍼롤, 나린제닌, 헤스페리딘, 실리마린, 아피제닌, 시아니딘, 제니스테인 성분이 항암제 연구가 활발한 성분이다.

퀘르세틴: 양파, 포도, 사과

진저롤: 생강

캠퍼롤: 양배추, 사과

나린제닌: 알로에, 토마토, 콩류

아피제닌: 파슬리, 셀러리, 카모마일, 토마토, 시금치, 브로콜리, 양파

헤스페리딘: 오렌지, 귤

시아니딘: 아로니아, 사과, 석류

제니스테인: 콩, 갈근

최고의 항암 과일, 사과

사과는 내가 매일 먹는 가장 좋아하는 과일이다. 사과는 다양한 파이토케미컬 성분이 존재하는 훌륭한 항암 식품이다. 대표적으로 폴리페놀(안토시아닌, 쿼르세틴, 시아니딘), 클로로겐산과 트리터페노이드(베투리닉산과 울소릭산) 성분이 들어 있다. 사과의 과육(플라보노이드 56%)과 껍질(플라보노이드 78%, 안토시아닌 5%)에 다양한 생리활성 물질이 있다. 사과는 껍질째 섭취해야 한다. 껍질을 버린다면 핵심 항암 성분이 사라지는 것이다. 하루 57g 이상의 사과 섭취가 유방암 발병률을 낮추고 대장암, 식도암, 난소암, 신장암, 전립선암 등의 암 발생을 감소시킨다.

세계보건기구(WHO)는 건강한 식단을 위해 1일 5회 또는 400g의 과일과 채소 섭취를 권장한다. 1일 550~600g의 과일과 채소를 섭취하면 암 발생률이 14% 감소한다고 발표하였다. 사과는 페놀 화합물의 중요한 공급원이 된다. 사과는 다른 과일에 비해 생체 이용이 가능한 페놀 화합물을 많이 함유하고 있다. 미국 간호사건강 연구에서 사과의 섭취가 폐암 발생률 감소와 관련이 있는 것으로 나타났다. 사과의 페놀 성분은 P53(암 억제 유전자)을 활성화하고 Bcl-2(세포사멸 억제 유전자)의 발현을 억제한다.

또한 혈관 신생을 억제하고 염증 표지자인 COX-2의 발현을 낮춘다. 대장암에 걸리게 한 쥐에 사과를 경구 투여한 결과, 의미 있게 암표지자가 낮춰지는 것이 관찰되었다. 단백질 키나아제(ERK)의 발현을 조절하고 세포 침투 관련 단백질(MMP)의 발현도 억제한다. 쿼르세틴 성분은 폐암, 유방암 걸린 쥐에서 AKT-m-TOR 경로의 활성을 감소시켜 암을 제어한다. 암세포의 활성산소를 억제하고 세포의 침입과 이동을 억제하는 역할을 한다. 사과의 항암 효과는 쿼르세틴, 클로로겐산, 폴리페놀 성분과 관련이 있고, 사과 껍질에 존재하는 트리터페노이드가 항암 효과가 있음이 밝혀졌다.[4]

---

4   Nutrients 2021, 13, 4025. https://doi.org/10.3390/nu13114025

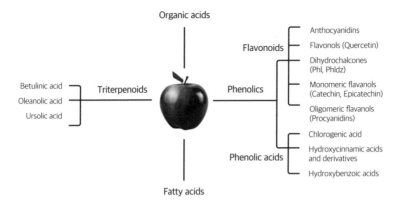

Organic acids

Flavonoids —— Anthocyanidins

Flavonols (Quercetin)

Dihydrochalcones
(Phl, Phldz)

Betulinic acid —— Triterpenoids —— Phenolics ——
Oleanolic acid

Ursolic acid

Monomeric flavanols
(Catechin, Epicatechin)

Oligomeric flavanols
(Procyanidins)

Chlorogenic acid

Phenolic acids —— Hydroxycinnamic acids
and derivatives

Hydroxybenzoic acids

Fatty acids

<표 2-2> 사과의 파이토케미컬

2-3
저탄수화물, 저지방식,
적절한 단백질은 어떻게 섭취하나?

암세포의 탄수화물 대사

일반적으로 암의 먹이는 당분이라고 알려져 있다. 암 세포막에는 포도당 수송체(GLUTs, Glucose Transporters)가 정상세포보다 5~8배 많이 존재한다. 일차적으로 포도당(탄수화물)을 섭취 시 정상세포보다 암세포 쪽으로 많이 흡수한다. 정상세포 대사는 TCA 사이클을 통해서 흡수한 포도당을 에너지(ATP)로 만든다. 정상세포는 36~38 ATP를 생성하게 된다. 반면 암세포는 산소를 이용하지 않아도 에너지를 만들 수 있다. 효율은 떨어져서 단지 2 ATP를 만들고 결과물로 젖산을 만든다. 암 환자의 에너지 대사의 효율은 급격히 떨어지게 된다. 이런 까닭에 말기암 환자가 암 발견 당시 갑자기 이유 없이 5kg 체중이 빠져 있는 경우가 많다.

　암이 급격히 자라는 시기에는 섭취한 음식물이 정상 에너지 대사로 가지 않는다. 암의 대사 기전으로 가면 에너지를 만들지 못하고 세포 내에 필요한 에너지 공급이 부족하게 된다. 그래서 살이 급격히 빠지게 되는 것이다. 암이 크면서 포도당 대사의 결과물인 젖산이 많이 배출되고 그 결과, 주변 조직이 산성화된다. 이 젖산이 만들어지는 과정에 LDHA(젖산탈수소효소)가 사용되고 혈액검사에서 이

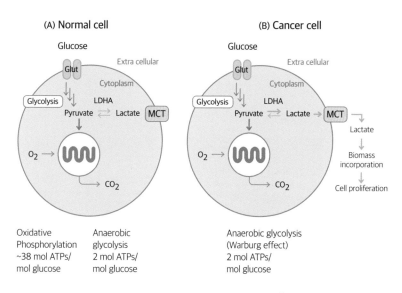

<그림 2-1> 암세포의 포도당 대사 기전[5]

5　https://doi.org/10.3390/ijms22126173

수치가 높게 나타나기 시작한다. 나는 이 수치를 민감하게 다룬다. 이 수치를 낮추기 위해서 여러 가지 천연물 보충제를 써서 떨어뜨리는 것을 목표로 한다.

암세포에서 pyruvate가 많아지면 LDHA에 의해서 젖산으로 변환되고, 이것은 HIF-1(저산소 유도인자)의 발현을 증가한다. 즉 저산소 상태로 만들어 신생혈관 성장인자(VEGF)의 발현을 촉진한다. 또한 젖산은 MCT(젖산 방출 통로)를 통해서 세포 간 이동을 한다. 대부분 암세포에 MCT가 과발현되어 있다. 최근 유방암 연구에서 MCT와 LDHA(젖산탈수소효소)의 활동이 암 성장과 관련이 있음이 확인되었다. 이 두 가지의 발현을 억제하는 것이 암 성장을 제어할 수 있다는 것이다. 암세포는 저산소 상태뿐만이 아니라 산소 대사 과정을 이용해서도 증식할 수 있다. 저산소 상태를 이용하는 해당작용은 '와버그 효과'이다. 또한 암세포는 산소 대사 과정을 이용하기도 하는데, 이것을 '역와버그 효과'라고 부른다.[6]

암세포 에너지 생성 과정에서 pyruvate를 활성화하는 것이 PKM2이다. PKM2를 억제하는 것이 자근(시쿼닌), 메폴민, 비타민 K이다. 혈당 조절이 안 되는 암 환자는 당뇨약 메폴민을 복용하는 것이 좋다.

---

6 https://www.ksmcb.or.kr/file/webzine/2016_10_01.pdf

pyruvate가 많아지면 LDHA에 의해서 젖산이 많이 만들어지게 된다. 젖산은 암세포 주위 환경을 산성화하고 저산소 상태에 빠지게 한다. 삼중음성 유방암의 표지자인 CD44가 포도당 대사 조절에 역할을 하는 연구가 발표되었다. 이것은 포도당 수송체(GLUT1)에 작용하여 ATP와 젖산을 만들어 낸다. 암세포에 산소 공급이 결핍되는 저산소중(hypoxia) 상태가 되면 GLUT1이 발현하게 된다.

암 환자가 GLUT1이 발현되면 예후가 좋지 않다고 알려져 있다. 이 연구는 CD44의 발현이 LDHA(젖산탈수소효소)가 활성화되고 HIF-1α도 과발현됨을 관찰했다.[7] GLUT1은 포도당 친화력이 높고 폐암, 전립선암, 신장암, 림프종 등 다양한 암종에서 높게 발현된다. 혈중 젖산염이 많아지면 pH가 낮아지고 NK세포 활성도도 낮아지게 된다. 암 환자의 NK세포 활성도는 100 이하로 면역세포의 힘이 저하된 상태이다. 암세포의 여러 표지자와 신호를 암 치료의 표적으로 쓸 수 있음이 제시되었다. 혈액검사로 간단히 알 수 있는 LDH의 수치를 중요하게 보는 이유이다. GLUT1 발현 억제에는 퀘르세틴, 녹차, 대계(실리빈), 나린제닌이 효과적이다. LDH 수치를 낮춰주는 천연물은 퀘르세틴, 울소릭애씨드, 루테올린, 면화자(고시폴), 선학초, 오배자, 황련(베르베린)이다.

---

7   신인철 2019 보고서: 삼중음성 유방암세포의 세포 표면 단백질에 의한 대사 및 생존 조절

암세포의 급격한 증식은 PET-CT 검사를 통해서 알 수 있다. 포도 당을 흡수한 부분이 검사에서 반짝거리는 것으로 전이 부분을 확인할 수 있다. 이와 같은 이유로 암 환자는 식사량을 제한해야 한다. 흰 쌀밥이나 빵 종류는 바로 혈당을 빠르게 올려주기 때문에 금지해야 한다. 최대한 혈당을 올리지 않는 잡곡밥을 선택한다. 항암제를 잘 맞고 체력을 끌어올리겠다고 살이 찌는 환자가 간혹 있다. 절대 살을 찌지 않는 식사법으로 바꾸어야 한다. 나는 과체중인 분들은 한 끼는 채소 식단으로 하고 밥은 제한하도록 권하고 있다. 좋아하고 맛있는 음식을 다 먹어가면서 항암을 할 수 없다. 무엇보다 전략적인 식사를 하는 것이 중요하다.

암 환자의 혈당 조절은 중요한 치유 전략 중 하나이다. 높은 혈당은 암 줄기세포를 촉진하는 YAP 경로를 활성화할 수 있다. YAP은 혈당을 먹이 삼아서 세포를 무한 증식하게 하는 기전이다. 높은 YAP 활성도는 면역 체크 포인트인 PD-L1의 발현을 유도하여 면역 회피를 유도할 수 있다. 정상 혈당 수준은 YAP의 활성도를 낮출 수 있다. YAP 경로는 젖산 생성을 촉진해서 암 미세 환경을 산성화시키고, 배아 줄기세포 전사인자인 OCT4와 SOX2의 발현을 증가시켜 암 줄기세포를 만들게 된다. 또한, YAP 경로는 콜레스테롤 합성 경로와도 연관이 있으며, 높은 혈중 콜레스테롤은 YAP을 활성화할 수 있다. 상처 치유와 재생에 관여하는 프로트롬빈은 암세포에 붙어 전이를 촉진할 수 있다. 결국 YAP을 다스림으로 암 줄기세포 발현을 제어할 수 있는 것이다. 황련의 베르베린, 면화자의 고시폴은 YAP 억제제로 연구되고 있는 천연물이다.

암세포의 지방 대사

국립암센터의 김수열 박사팀은 2021년 암세포의 지방산 대사에 대한 새로운 관점의 연구 결과를 발표했다. 이 연구에서는 암세포가 대사 과정에서 지방산을 사용한다는 개념을 제시한다. 정상세포는 주로 포도당을 사용해서 ATP를 생성하지만, 암세포는 지방산을 활용하여 에너지를 만든다. 연구 결과, 포도당만 제공하고 지방산의 사용을 막으면 암세포의 ATP 생성이 급격히 떨어져 암세포만 죽는다. 마우스 암 모델에서 고지방 식이가 저지방 식이에 비해 암 성장이 5배 빠르다는 결론이다.

연구팀은 여러 암세포가 지방산을 대사 과정에서 사용하는 것을 실험으로 입증했다. 이 연구 결과는 암세포 특이적 대사에 대한 새로운 개념을 정립하고 신규 항암제 개발의 근거를 마련해 세계적으로 주목받고 있다. 암 대사의 기본으로 여겨졌던 '와버그 효과

(Warburg effect)'와 비교되어 이 연구 결과는 '킴 효과(Kim effect)'라고 명명되었다. 김수열 박사는 "암세포 대사가 정상세포와 다른 기전임을 증명한 이번 연구 결과는 지방 연소를 차단하는 것이 암 치료에 시사점이 있고 기존 항암 치료법의 한계를 돌파할 수 있는 근거가 될 것"이라고 밝혔다. [8]

서울대 전양숙 교수는 지방세포의 유리 지방산이 인접 암세포에 영향을 주는 기전을 규명했다. 유리 지방산은 지방세포가 분해되었을 때 혈액으로 분비되며, 이 지방산은 지방세포와 가까운 암세포의 HIF-1을 활성화하여 저산소 환경을 조성하고 암의 전이를 촉진한다. 쥐 모델에 형광 표지를 한 암세포에 지방산을 주입한 결과, 결장암 세포가 간과 뇌까지 퍼져나간 것을 확인했다. 이는 지방산이 암세포의 이동을 돕는다는 연구 결과이다. 전양숙 교수는 "비만이 암을 악화시키는 요인이며 암 전이 억제를 위한 새로운 표적 지방산을 찾아냈다"고 말했다. [9]

난소암 세포는 지방세포가 풍부하여 항암, 방사에 많이 노출되면 다핵 거대 암세포(Polyploid giant cancer cell, PGCC)로 변화할 수 있다.

8   https://health.chosun.com/site/data/html_dir/2022/08/08/2022080800812.html
9   https://www.yna.co.kr/view/AKR20210110025300063

이 암세포는 콜레스테롤을 통해서 분열을 일으킨다. 스타틴 제제를 복용해서 콜레스테롤을 낮추면 뇌의 활성에 필요한 콜레스테롤의 흡수를 막게 되는 부작용이 생긴다. 천연물로 콜레스테롤을 억제하는 방법이 제안되었다. 대표적인 천연물은 황련(베르베린), 해조류, 청피(나린제닌)이다. 이 천연물은 지방세포를 줄이고 혈중 콜레스테롤을 낮춰주고 전이를 억제한다.

연구 결과는 지방세포의 활성화가 암의 전이와 연관이 있다는 점을 시사한다. 고지방 식이가 저지방 식이보다는 암의 성장을 돕는다는 의미이다. 비만은 지방세포를 늘리기 때문에, 암의 전이에 영향을 준다는 것이다. 따라서 암 환자는 지방세포를 증가하는 식단을 피하고, 포화지방산 섭취를 제한해야 한다. 포화지방산은 주로 육류에 포함되어 있으며, 암 환자는 육류 섭취를 주의해야 한다. 재발을 방지하기 위해 식단 관리를 철저하게 하는 것이 중요하다. 나에게 상담을 받은 많은 4기 환자는 1기에서 재발이 일어난 환자이다. 1기의 투병 시간에 식단 관리를 하지 않은 것도 재발의 한 부분이다. 환자는 어떤 환경에서 재발할지 모르기 때문에 그 확률을 줄이는 방향을 선택해야 한다.

보양식을 먹어도 될까?

병원에서는 항암 중 단백질 섭취를 열심히 하라고 환자에게 지침을 준다. 환자와 가족은 고기를 많이 섭취하라는 말로 받아들인다. 항암을 하는 환자는 단백질 섭취에만 지나치게 집중한다. 나도 처음에는 항암 가기 전날, 소고기 스테이크를 구워 먹거나 유기농 우유를 매일 마셨다. 호중구 수치를 유지해서 항암 일정에 따라 맞는 것도 중요할 수는 있지만, 치료의 최우선 목표가 되어서는 안 된다. 우리의 목표는 암이 자라지 못하는 환경을 만드는 것이다. 항암을 하면 백혈구, 적혈구, 헤모글로빈, 혈소판, 호중구, 림프구 수치가 떨어진다. 단백질을 보충해서 호중구, 림프구 수치를 올리려는 접근은 지나치게 단순하다.

닭발을 끓여 먹고 흑염소탕, 유황오리즙을 마시는 환자도 많다. 암 환자가 보양식을 섭취해도 될까? 이렇게 고단백, 고지방, 고철분 함량의 음식을 섭취하는 것은 암의 성장과 밀접한 관련이 있다. 이것을 안다면 다른 대안을 찾게 된다. 상담받은 50대의 삼중음성 유방암 환자는 이미 2018~2021년에 오른쪽 유방에 3번 암이 발생하였다. 2023년 6월 상담을 왔을 때는 2년이 지난 상태였고 백혈구 상태가 3점대에서 회복되지 않았다. 처음 발병 시 Ki-67 지수(암의 증식 속도)가 무려 87%였다. Ki-67 지수가 25% 이상이면 재발할 확률이 높다는 뜻이다. 이분의 상담 목적은 항암으로 낮아진 백혈구 수치를 올려달라는 것이었다. 문제는 본인은 재발을 전혀 염두에 두지 않았다는 것이다.

나의 식이요법 지침은 육류, 우유, 밀가루, 식용유와 설탕을 금지하는 것이다. 6개월 동안 보충제 요법을 해서 이분의 혈액 수치는 다 정상으로 돌아왔고 관리를 잘하고 있는 줄 알았다. 왼쪽으로 삼중음성 유방암이 재발했다는 소식을 전해왔다. 나의 식이요법 지침을 따랐는지 물은 결과, 한 달 동안 유황오리즙을 매일 섭취했다는 소식을 들었다. 오른쪽에 3번 재발하면서 전절제 수술을 하고 유두만 살려놓은 상태였는데, 유두에서 피가 나고 커진 것이다. "제가 육류를 제한하라고 했는데 오리즙을 드시면 어떻게 하나요?" 환자는 지난 3번의 부분 절제 수술을 할 때 회복을 잘하라고 한 달씩 오리즙을 섭취해 왔다고 말했다. 재발 예후에 관해 의사는 항암 하지 않으면 1년 반이고 항암을 하면 2년 살 수 있다고 했다.

내 몸에 체력 보강을 하고 기운을 내려고 섭취한 고단백 보양 음식이 암의 씨앗이 뿌려진 환경에서는 암을 자라게 하는 촉진제가 된다. 육류(닭고기, 오리고기 포함)의 철분은 암의 성장과 전이를 촉진할 수 있다. 육류와 우유에는 성장인자가 풍부해서 유소년, 청소년기에 성장을 빠르게 한다. 암 환자에게 이런 음식은 암세포를 빠르게 자라게 하는 먹이를 공급하는 결과가 된다. "그러면 단백질은 어떻게 섭취하나요?" 제일 많이 받는 질문이다. 일단 유기농 달걀을 하루에 1~2개 삶거나 쪄서 섭취한다. 이와 함께 식물성 단백질로 콩을 선택한다. 콩에 특별한 알레르기가 있다면 다른 단백질 공급원을 택한다. 서리태 콩 30~50알 정도를 두유기에서 직접 두유로 만들어 하루에 한 잔 마신다. 나머지는 생선, 해산물을 이용한다. 전복, 문어, 황태, 추어탕이 호중구, 백혈구 수치를 높이는 데 도움이 된다.

단백질 부족 여부는 혈액검사로 단백질 수치를 확인하면 된다. 단백질 수치는 보통 6~8이 정상 범위인데, 7 정도면 전혀 부족하지 않다. 위와 같은 식단으로 6점 초반이나 그 아래 수치이면 귀뚜라미 단백질 보충제를 사용하여 수치를 올릴 수 있다. 그리고 백혈구 호중구 수치는 베타글루칸, 후코이단 성분이 아주 효과적이다. 꼭 고기를 먹지 않아도 혈액 수치를 유지하는 다른 방법이 있다. 몸을 산성화시키고 암을 자라게 할 가능성이 있는 육류 섭취를 4기 환자, 재발전이 가능성이 있는 환자는 완전히 제한하는 것이 '열방상담소'의 식이요법 지침이다. 4기 암은 전략이 필요하다. 시간이 얼마 없기에 식사 한 끼, 한 끼를 소중하게 섭취해야 한다. 기운이 없다고 보양식을 선택하지 말고 골수 기능을 올리는 천연물 보충제로 접근하는 것이 더 효과적이다.

캔서 위너

2-4
소식하여 암과 노화를 막자

섭취 열량을 줄이면 수명이 연장된다

노인 인구가 증가하고 건강한 노년을 맞이하는 것이 중요한 주제로 떠오르고 있다. 노화 억제와 암 억제가 비슷한 신호 전달을 사용하고 있다는 것이 분자생물학적으로 밝혀졌다. 암, 노화, 염증과 같은 만성질환을 예방하려면 적극적으로 음식 섭취 열량을 제한해야한다. 배불리 먹고 살이 찌는 생활 습관, 식이 습관이 나쁘다는 것에 대한 인식은 대부분 가지고 있다. 이에 더해 우리 몸의 어떤 신호와 효소의 활성이 건강하고 장수할 수 있는가에 대한 명확한 이해가 실행력을 키울 수 있다.

대표적인 4가지 신호 경로를 소개한다. 암과 노화를 일으키는 신호가 일치하고 있는 점이 흥미롭다. 노화와 질병에 관련된 신호 경로는 m-TOR 경로와 IGF-1이다. 건강한 에너지 대사를 촉진하는 효소는 AMPK와 Sir1(Silent information regulator 1) 단백질이다. 충남대학교 연구팀의 포유류 실험에서 이 4가지 경로의 실험 결과 다음과 같은 결과를 얻었다. 섭취 열량 제한을 했더니 장수, 항암 유전자가 활성화되고 수명이 연장되었다는 것이다.

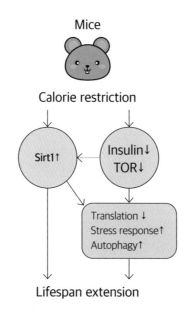

<그림 2-2> 섭취 열량 제한에 의한 수명 연장[10]

---

10 sir2, 그리고 칼로리 제한에 의한 수명 연장, 충남대학교 강우규, 김정윤.

섭취 열량을 제한하면 IGF-1과 m-TOR 경로가 억제된다. m-TOR 경로는 영양분이 충분할 때 세포를 성장, 분열시키는 경로이다. 콜레스테롤이 많은 환경에서 이 경로가 활성화되며, 이는 지방산 분해를 억제하고 지방을 축적한다. 성장기와 청년은 발육에 필요한 신호이지만, 노년기에는 이 경로의 활성을 낮추어야 한다. 또한 m-TOR 경로는 암세포의 성장을 돕고 암 줄기세포를 활성화하는 경로이기도 하다. IGF-1과 인슐린은 대표적인 건강 표지자이다. 인슐린 저항성은 당뇨병, 심혈관질환과 암을 일으킨다. 세포막 수용체에 IGF-1이 결합하면 m-TOR 경로로 성장 신호를 보내게 된다. 자라지 않아도 되는 세포의 성장이 일어나게 된다.

암 환자는 이 두 가지 신호 전달을 억제하는 식이요법을 해야 한다. 혈당을 급격히 올리는 식사, 혈중 콜레스테롤을 높이는 식사를 제한하고 섭취 열량을 낮추어야 한다. 열량을 제한하면 Sir2 단백질이 활성화된다. Sir2를 장수 단백질이라고도 부른다. 영양소가 부족하면 이 단백질이 활성화되고 항염증, 항암, 세포의 자가포식이 잘 작동하게 한다. Sir2는 소식을 하면 활성화된다. 인슐린 감수성을 올리고 스트레스에도 잘 견디게 하며 노화를 억제하는 단백질이다. 자가포식은 손상된 세포 내 기관들을 제거해서 암 발생과 노화를 억제하는 과정이다. 즉 병든 세포를 스스로 처리하는 능력이다.

소식을 할 때, Sir2, AMPK가 활성화되어 우리 몸을 건강한 상태로 유지하게 한다. AMPK는 지방산 분해를 하고 콜레스테롤과 지방산 합성을 억제하는 효소이다. 이 효소가 활성화되면 에너지 생성이 원활하고 포도당 합성, 콜레스테롤, 중성지방 수치를 낮춘다. 세포 내 에너지 생성 공장인 미토콘드리아도 활성화되고 세포 자가포식 활동도 증가한다. 암의 억제에 있어서 AMPK 활성화가 중요하다. AMPK는 암 억제 유전자인 P53을 활성화한다. P53이 돌연변이가 되면 에너지 대사에 변화가 생기고 발효대사로 기울어지게 된다.

AMPK는 m-TOR의 발현을 낮추고 YAP도 억제하는 역할을 한다. 암 성장의 억제를 위해서 이 두 신호의 발현을 낮추어야 한다. 식이요법으로도 조절하고 병이 있는 상태는 식사만으로 해결하기 힘들게 된다. 이럴 때 천연물 보충제를 써서 몸의 균형을 잡아준다. AMPK를 활성화하는 천연물은 레스베라트롤, 황금의 우고닌, 자근의 시쿼닌, 저령, 황련의 베르베린과 당뇨약인 메트포민이 있다. 혈당을 정상 범위로 유지하는 것이 중요해서 당뇨 경계인 환자는 메트포민을 복용하는 것도 좋은 방법이다.

또 m-TOR 경로를 억제하는 천연물은 대계, 소계, 서양 엉겅퀴와 철분을 킬레이션하는 아연, 마치현이다. 이 경로는 특히 철(Fe)이 없으면 작동을 멈춘다. 암 환자는 철분 섭취에 주의를 기울여야 한다.

특히 소고기를 제한하는 이유는 소고기의 붉은 성분인 햄철 성분이 암 성장과 관련이 있기 때문이다. 소고기의 마블링이 많은 지방도 m-TOR 경로를 활성화하므로 4기 암 환자는 기름진 지방의 섭취를 주의해야 한다. m-TOR 경로와 AMPK는 반대로 작용한다.

항암 치료 중에 체력이 떨어지는 것을 염려해서 하루 3끼 식사 외에 간식을 섭취하는 것은 바람직하지 않다. 혈당이 떨어져야 하는데 혈중 인슐린 농도가 계속 높게 유지되기 때문이다. 식사는 정시에 하고 중간 간식을 하지 말아야 한다. 과일을 많이 섭취하는 것도 권하지 않는다.

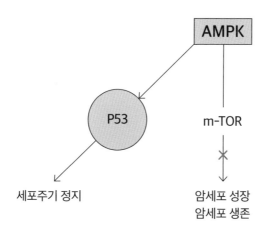

<그림 2-3> AMPK의 역할
출처: 암의 분자생물학, Lauren Pecorino

아침에 가볍게 채소 과일식으로, 과일 섭취는 몇 조각으로 제한하는 것이 좋다. 암 환자의 식사는 저탄수화물, 저지방, 적절한 해산물, 달걀, 적절한 단백질과 소식을 하는 것을 제안한다.

체중 과다인 분은 서서히 식단을 바꾸어 체중 감량을 해나간다. 체중 미달인 분은 체중을 유지하기 위한 식단으로 3끼 탄수화물을 꼭 배치한다. 혈액검사지에서 혈당과 콜레스테롤 수치도 확인하면서 치료를 해나간다.

꿀팁 🍇

산성 환경을 만드는 육류, 우유를 피하라.
채소, 과일의 파이토케미컬은 천연의 항암제 역할을 한다.
암 환자의 혈당과 혈중 지질은 관리해야 한다.

Chapter 3.

암이 자라는 환경 바꾸기
- 혈액 환경

암 줄기세포가 만들어지는 경로

암 치료의 발전에도 불구하고 암은 전 세계 주요 사망 원인 중 하나이다. 다양한 종양 치료에도 불구하고 치료에 내성이 있고, 종양 내부에 남아 있는 소수의 세포가 발견되었다. 이 세포는 무한 성장하고 전이하고 새로운 암으로 확산한다. 이것을 암 줄기세포(Cancer stemcell, CSC)라고 한다. 암 줄기세포는 수술, 항암과 방사선치료에도 끝까지 살아남게 되고, 약제에 내성을 갖고 계속해서 증식하게 된다. 이런 이유로, 4기 암의 치료 성적이 낮다. 암 줄기세포에 대한 이해가 없다면 가장 효과적인 치유 전략을 세울 수 없다. 암 줄기세포는 빠른 성장 속도로 진행하므로 초기의 치료 방향이 중요하다. 열방상담소는 4기 진단 후 관건의 시간에 병원 치료와 함께 천연물 요법을 함으로써 치료 효율을 높이는 전략을 수립하고 있다.

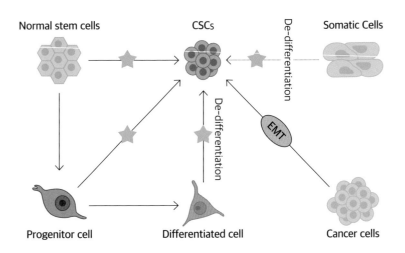

<그림 3-1> 암 줄기세포의 생성

다음의 용어에 대한 이해를 통해서 암 줄기세포의 성격을 이해할 수 있게 된다.[11]

- normal stem cells(줄기세포): 특정 세포로 분화될 수 있는 다능성 (Multipotent) 또는 단일 조직 내의 여러 세포 유형으로 분화될 수 있는 다능성(Pluripotent)을 가지고 있는 세포이다.

---

11 https://doi.org/10.1186/s13148-021-01107-4

- progenitor cell(전구세포): 여러 종류의 세포로 발달할 수 있는 세포로, 조상 세포, 전신 세포 등으로 불린다. 전구세포는 조직 또는 기관에서 특정한 세포 유형으로 분화될 수 있는 세포이다.

- somatic cell(체세포): 피부, 근육, 신경, 심장, 폐 등 다양한 조직과 기관을 구성하는 데 사용된다.

- mutation(변이): 생물학적인 유전물질인 DNA 또는 RNA의 서열에서 발생하는 영구적인 변경을 의미한다.

- differentiated cell(분화된 세포): 특정한 기능과 역할 수행을 위해 특수화된 상태로 발달한 세포를 말한다.

- EMT(상피-간엽 전환): 상피적 특성을 가진 상피세포가 간엽적 특성을 가진 간엽세포로 변화하는 것으로 알려져 있다. 상피세포는 보통 조직의 표면에 위치하여 바닥막을 형성하고, 조직 및 기관의 구조적인 기능을 담당한다. 반면 간엽세포는 조직의 내부에서 발생하며, 이동성과 세포외 기질을 생성하는 데 특화되어 있다. 상피세포인 암세포가 모양을 바꾸어 간엽세포로 변하면서 암 줄기세포가 된다.

- de-differentiation(역분화): 분화된 세포가 분화 과정을 거치지 않은 줄기세포나 전구세포와 유사한 상태로 되돌아가는 것을 말한다. 역분화는 종종 조직 재생, 재생의 촉진, 또는 종양 발생과 관련이 있을 수 있다.

암 줄기세포는 이미 분화가 완료된 세포가 역분화하여 다능성을 가진 줄기세포의 성격을 띠게 된 세포이다. 쉽게 말하면 이미 다 자란 성인이 역행하여 기어 다니는 아기 또는 다시 엄마 뱃속 태아의 상태로 돌아간 세포이다. 암 줄기세포와 배아세포와의 유사성이 발견되고 있는데, 간단히 살펴보면 종양표지자의 발현이 배아세포기에도 나타난다. 그리고 4기 암, 즉 암 줄기세포 발현 암에서 종양표지자 수치가 올라간다. AFP, CEA, CA19-9, CA15-3 등의 종양표지자는 배아세포기와 4기 암에 나타난다. 암세포도 상피 간엽 전환을 통해서 암 줄기세포로 진행이 될 수 있다. 1, 2기 환자는 이 상피 간엽 전환이 되는 환경을 막아야 전이, 재발을 막을 수 있다.

암 줄기세포의 성격은?

종양 조직을 나누어 보면, 암세포, 암 줄기세포와 기타 세포 집합으로 구성되어 있다. 정상세포와 종양 세포는 끝없이 증식하는 능력에 차이가 있다. 암 줄기세포는 4가지 특징이 있다. 자기재생 능력(Self-renewal ability), 분화 능력(Differentiation ability), 약물 저항성(Drug resistance)과 종양 형성 능력(Tumor-initiating ability)이다.[12] 암세포보다 더욱 빠른 속도로 증식하고 신생혈관을 만들고 전이를 일으키는 것이 암 줄기세포이다. 암 줄기세포가 자라는 곳은 저산소(Hypoxia) 상태와 연관이 있다. 간암, 폐암 세포주를 저산소 조건에 노출하면 줄기세포 마커(SOX2, OCT4, KLF4, NANOG, LIN28, CD133)가 발현하게 된다.

이런 줄기세포 마커는 주로 태아의 배아기 때 발현되는 성장 신호이다. 암 줄기세포와 배아세포와의 유사성이 있다는 것이 최신의 연구 결과이다. 배아세포는 무한 성장하기 위해서 줄기세포 마커가 발현하여 자라난다. 암 줄기세포도 같은 신호 전달을 사용해서 증식한다는 관점의 암 줄기세포 역분화(Reprogramming) 이론이 주목받기 시작했다. 또 다른 배아기의 신호인 Wnt/β-catenin, Hedgehog, Notch, TGF-β도 암 줄기세포가 이용하는 성장 신호이다. 암 줄기세포는 항암제에 대한 저항성을 보인다. 암 줄기세포의 표면에는 ABC(ATP-binding cassette transporters) 운반체가 많이 발현되어 있다. 이 운반체는 항암제를 세포 밖으로 배출할 수 있다. 항암 치료가 암 줄기세포에 듣지 않는 이유이기도 하다.

암 줄기세포는 성장을 위해 단 한 개의 성장 신호를 사용하는 것이 아니라, 하나 이상의 기전을 사용한다. 암 줄기세포를 막기 위해서는 다중 표적으로 막아야 하는 이유이다. 암 줄기세포의 표면 표시

---

12 최상훈, 김형기. (2019). 암줄기세포의 특성 및 면역관문억제. 생명과학회지, 29(4), 499-508.

인자가 많이 밝혀져 있다. 급성 골수성 백혈병에는 암 줄기세포 CD44 표지가 나타난다. 뇌종양, 전립선암, 췌장암, 악성 흑색종, 대장암, 간암, 폐암, 난소암에는 CD133 표지가 발견되어 연구 중이다. 세포질에서 알데히드 탈수소효소 1(ALDH1)의 높은 발현은 유방암, 자궁내막암, 위암, 백혈병, 대장암의 암 줄기세포 마커이다. 세포독성 항암제는 암 줄기세포는 제어하지 못하고 주로 암세포만을 억제하는 효과가 크다. 암세포의 크기를 60% 정도 줄이는 데는 효과가 있지만 핵심인 암 줄기세포는 억제되지 않는다.

새로운 표적을 막기 위한 표적 치료제 개발 연구가 활발하다. 수술 후 1~3기 암에 있어서는 암세포의 성장억제로 사용되나, 4기 암에 있어서는 고식적 치료로 쓰고 있다. 새로운 표적 치료제로 Wnt/β-catenin 신호가 활발한 연구가 진행되고 있다. 이 신호 억제제로 반틱투맙(Vantictumab)이 유방암, 췌장암 줄기세포에 효능이 입증되어 임상 진행 중이다. 섬투주맙(Cirmtuzumab)이 난소암 줄기세포를 표적으로 개발되고 있다. 이런 표적 치료제의 한계는 단 1개의 표적에 작용한다는 점이다. 암세포는 1개의 성장 신호만을 이용하지 않는다. 1개를 억제하면 다른 성장 신호가 활성화된다.

열방상담소의 치료 전략은 이런 표적 치료제의 한계를 넘기 위해 다중 표적으로 천연물을 이용해서 치료 확률을 높이는 것이다. 최

근의 치료 방향은 암세포와 암 줄기세포를 제어하는 것 외에도 종
양 미세 환경 변화를 위한 전략으로 바뀌고 있다. 종양 주위의 면역
세포는 암을 공격하는 역할을 하기보다 암을 보호하는 역할로 '면
역편집'이 되어 있다. 이런 면역세포의 활성을 깨우는 항암 전략도
병행하는 것이 좋다. 그 역할을 하는 것이 3세대 항암제인 '면역 항
암제'이다. 면역세포의 활성을 조절하는 것이 '면역관문(Immune
checkpoint)'이다.

　암 줄기세포는 면역관문에 자물쇠를 채워서 면역세포를 꼼짝하지
못하도록 묶어놓는다. 이 자물쇠를 푸는 역할을 하는 것이 면역 항
암제이다. 세포독성과 표적 항암제는 암세포에 직접 작용하는 방식
이고, 면역 항암제는 우리 몸의 면역계를 정상화하는 방식이다. 면
역 항암제는 부작용이 세포독성과 표적 항암제보다는 적다는 장점
이 있다. 암세포에 발현되는 PD-L1과 T세포의 PD-1 결합을 끊어내
는 것이 면역 항암제의 역할이다. 그러나 PD-L1을 막으면 다른 면역
관문이 발현되고 항암제에 내성이 생긴다.

암의 근원이 되는 YAP 경로

4기 암의 발현에 자주 등장하고 광범위하게 활성화되는 전사조절 인자가 YAP이다. YAP은 암의 시작, 진행 또는 전이에 필수적으로 나타나고 있다. 4기 암의 치료에 있어서 YAP을 제어하는 것이 치료 효과의 관건이다. YAP은 세포주기 조절, 세포 성장, 세포 생존에 관여하는 주요 단백질로, YAP의 지속적인 활성화는 비정상적인 세포 증식을 촉진한다. YAP의 증가는 세포의 '아노이키스' 죽음을 억제한다. YAP의 활성화는 세포 노화를 억제하고, 이는 암세포의 지속적인 증식을 촉진한다. 또한 자가포식을 촉진해서 암세포를 지속적으로 젊어지게도 하고 자가포식에 의한 세포 사멸을 제한한다.

YAP은 상피세포에서 EGFR(상피세포 성장인자 수용체)의 발현을 촉진하고 혈관 신생을 유도하는 단백질을 분비한다. 비소세포 폐암의 조직에서 YAP 발현 증가는 예후가 나쁠 것으로 예상한다. 폐 선암이 발현된 쥐에 YAP의 발현을 조절해서 종양 형성을 억제하는 결과가 있다. 삼중음성 유방암과 HER2 양성 유방암에도 관여하고 암의 원격 전이에 영향을 미친다. 세툭시맙(얼비툭스)으로 치료하는 대장암은 YAP 활성으로 인해서 내성이 생기는 것으로 관찰된다. 전립선암, 자궁경부 편평상피 세포암, 자궁 내막 암종, 방광 요로상피암, 신경모세포종, 흑색종, 난소암, 골육종과 미분화 다형성 육종암에서

YAP의 활성이 보고되었다.

YAP이 활성화된 종양 세포는 항암제에 대한 내성을 나타낸다. 시스플라틴, 자외선, 방사선을 포함한 DNA 손상 약제에 대해서 종양을 보호하는 기능을 한다. 면역관문의 하나인 CXCL5는 흑색종에 발현되는데, YAP이 관여한다. 염증과 종양의 병변은 유사성이 있어서 종양을 '절대 치유되지 않는 상처'라고 부른다. 염증은 COX-2를 작동하고 모든 암 줄기세포 발현 환경에 YAP이 관여한다. 이런 YAP을 제어하는 경로가 Hippo 신호이다. Hippo 신호는 배아세포의 발달 단계에서 장기 크기를 제어하는 신호이다. 이 신호가 활성화되면 장기나 세포의 무한 성장을 제어하게 된다. Hippo 신호를 통해 줄기세포 발현 단백질인 YAP을 조절할 수 있다.

저산소 환경은 HIF-1과 혈소판을 분비하고 YAP 경로를 촉진한다. YAP은 EGFR을 활성화하고 ERK- NF-кB 경로가 활성화되며 p53의 발현을 억제한다. p53의 억제는 암세포의 사멸을 억제하여 암 줄기세포의 생존을 의미한다. 혈당 수치가 내려가면 AMPK가 활성화되고 Hippo가 활성화되어 YAP을 분해할 수 있다. YAP을 막기 위해서 천연물을 통해 5~6가지 경로를 함께 막는 것이 효과적인 방법일 수 있다. YAP의 활성은 곧 암 줄기세포가 증식하고 면역억제 시스템이 작동한다는 뜻이다. YAP 활성 억제 대표 경로와 이를 막는 천연물은 다음과 같다. EGFR(고삼의 마트린, 산두근), ERK(고목의 퀘시노이드), NF-κB(황금의 바이칼린), Pd-L1(아피제닌), Hif-1(아피제닌), Hippo(오메가, 마치현), YAP 분해(반지련, 커큐민, 아출)

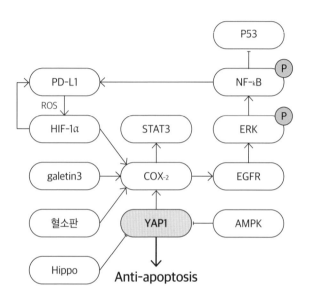

<표 3-1> 암의 뿌리가 되는 YAP

전이는 언제 일어나는가?

암세포의 이동

세포는 만들어진 그 자리에 꼭 붙어 있어야 하는 성질이 있다. 붙어 있지 않고 떨어져 나가면 '아노이키스'라는 상태가 된다. '아노이키스'는 자리를 이탈한 세포가 맞는 죽음을 말한다. 우리 몸의 장기는 기저막이라는 경계가 있고 세포는 이 경계를 뚫고 갈 수 없다. 양성 종양과 악성 종양의 차이는 바로 기저막을 뚫고 이동할 수 있느냐의 여부로 구분할 수 있다. 암이 일차 종양에서 다른 장기로 이동하는 것을 '전이'라고 한다. 전이는 암세포가 혈관과 림프를 통해서 전신으로 퍼지는 상태이다. 이때 상피세포는 모양을 간엽세포로 바꾸어서 혈관을 뚫어버린다. 네모난 모양이 뾰족한 모양의 세포로 변형되면서 기저막을 뚫을 수 있는 상태가 된다.

종양의 크기가 2mm일 때 암세포는 약 400만 개로 증식된 상태이다. 혈관으로부터 산소와 영양소가 확산해서 공급될 수 있는 거리는 고작 150~200μm까지이다. 종양의 크기가 커짐에 따라 혈관으로부터 멀리 떨어져 있는 암세포는 산소와 영양소를 공급받지 못하게 된다. 산소와 영양소 공급을 위해 이 크기부터 신생혈관을 만들어서 전이가 일어나게 된다. 일차적으로 이동을 하는 암세포는 세포 간 접합을 느슨하게 하고 모양을 바꾼다. 혈관에 침입해 이동하여 새로운 집락을 만드는 과정을 '상피-간엽 전환(EMT)'이라고 부른다. 종양 주변의 여러 수용체(EGFR, VEGFR, PDGFR)가 상호작용하여 상피-간엽 전환을 한다. 상피-간엽 전환을 하는 세포는 암 줄기세포 마커를 발현한다. 세포 간 접합에 작용하는 것이 E-cadherin인데, 이것은 종양 억제 단백질의 역할을 한다.

상피-간엽 전환에는 E-cadherin이 소실하게 된다. 이것이 소실된 암세포는 조직을 뚫기 위해서 특정 단백질 분해효소를 만든다. MMPs 효소는 상피-간엽 전환에서 많이 발현한다. 암세포는 이 효소를 이용해서 혈관 기저막을 분해해 버린다. 혈관 내 순환하는 암세포를 '순환 암세포(Circulating tumor cells, CTCs)'라고 부른다. 이 세포의 존재는 전이의 가능성을 나타낸다. 암세포는 보통 혈소판과 붙어서 이동하는데, 혈소판은 암세포를 코팅해서 보호해준다. 모세혈관의 직경은 8μm인 데 반해, 암세포는 직경 20~30μm이다. 암세포가 모세혈관을 뚫고 전이에 성공하는 비율은 높지 않다.

암세포는 모세혈관보다 커서 혈관에 끼이는 현상이 나타나서 멀리 가지 못하고 가까운 장기에 전이가 일어난다. 유방암은 가까운 폐와 뼈로 전이가 잘 일어난다. 대장암과 췌장암의 전이 빈도가 높은 장기는 간이다. 혈관 내에 존재하는 암세포 일부가 다른 장기에 전이된다. 혈관을 통과해서 다른 장기에 집락을 형성한 암세포는 산소와 영양분 공급을 위해 신생혈관을 만들게 된다. 골수 유래 세포는 암세포가 새로운 장소에 도달하기 전에 미리 도달하여 암세포가 새로운 환경에 잘 적응하도록 만든다고 관찰되었다.

일차 종양에서 분비되는 물질이 골수세포를 미리 전이되는 곳에 파견한다는 것이다. 췌장암에서 분비되는 엑소좀은 간의 쿠퍼세포에 전달되어 전이암이 잘 자라는 환경을 조성한다. 전이가 되어서 새로운 장기에 정착하기 좋은 미세 환경이 조성되면 암세포는 뿌리를 잘 내리게 된다. 2mm의 암의 크기만 되어도 암은 신생혈관을 만들어서 산소와 영양 공급을 받는다. 표적 항암제 중 하나인 아바스틴은 신생혈관 억제제이다. 처음에는 신생혈관 생성을 억제하므로 암의 크기가 줄어들지만, 암의 중심부는 혈액 공급이 되지 않게 된다. 이는 중심부를 저산소 상태로 만들어 버린다.

암세포의 전이를 억제하는 전이 억제 유전자(Metastasis Suppressor Genes)가 23개 정도 발견되었다. 대표적으로 NM23, MKK4 유전자는 미세 전이 상태의 암세포를 잠들도록(동면 상태, Dormancy) 한다. miR-335, miR-126 등의 miRNA도 전이 억제 기능이 있다. 미세 전이 암세포는 몇 년 동안 잠들어 있을 수 있다. 암이 최종적으로 집락(Colony)을 형성하지 않게 하는 것이 가장 효과적인 전략이다. 첫째로 MMP 단백질을 억제하는 MPI(Matrix Metalloproteinase Inhibitors)가 활발히 연구 진행 중이지만, 아직 임상 치료가 허가되지 않았다. 두 번째는 상피-간엽 전환을 억제하는 c-MET 저해제가 개발되어 갑상선암 치료제(Cabozantinib)로 쓰인다. 폐암에서 EGFR, COX-2 억제제, MMP 억제제를 함께 처방하면 전이가 억제된다는 연구가 있다. 상피-간엽 전환을 제어하는 천연물이 레스베라트롤이다.

혈소판 수치의 의미

기저막을 분해하는 단백질(MMPs)이 혈관 벽을 뚫어서 혈관 내로 침투하고 암세포를 먼 거리로 이동하게 한다. 이때 이동한 암세포의 대부분은 혈관 내의 면역계에 잡아먹힌다. 면역계가 암세포를 즉각적으로 인식해서 죽이기 때문이다. 혈소판은 혈관 내에 침투한 암세포를 코팅해서 면역계가 인식하지 못하도록 한다. 혈액 내의 암세포 중 0.01%만 살아남는다. 혈소판은 암세포 전이에 있어서 암세포를 면역계로부터 보호하고 성장인자를 분비한다. 암세포가 성장할 수 있는 환경 조성을 해준다. 암세포는 혈관 벽을 통과한 후 혈소판과 상호작용하여 다른 조직으로 이동하게 된다.

혈소판은 상처가 나면 상처 복구를 위해서 혈액을 응고하여 지혈한다. 응고 과정이 진행되면서 상처 부위에 형성된 혈전은 상처를 보호하는 역할을 한다. 상처 부위 주변의 세포들은 상처를 치료하기 위해 새로운 조직을 형성하기 시작한다. 이러한 과정을 통해 피부 재생이 이루어지고 상처가 치유된다. 상처 복구에서의 혈액 응고는 피부를 보호하는 역할을 한다. 암세포는 혈소판을 활성화하고 응집을 유도한다. 그리고 혈소판이 종양 유래 VEGF와 상호작용하여 종양 혈관의 구조를 안정화한다.

또한 혈액 내에서 이동하는 암세포를 코팅하여 보호한다. 일차적으로 전이 억제를 위해서는 혈소판을 분해하는 전략을 써야 한다. 보통 아스피린이 혈전을 막고 혈소판을 분해한다. 비스테로이드성 항염증 약물(NSAIDs)도 혈소판 분해에 쓸 수 있다. 천연물의 진피, 청피, 헤스페리딘이 혈관 벽을 지혈하면서 혈전을 녹이는 작용을 한다. 수술 전후에 암세포의 전이가 일어나는 이유는 상처 복구 시스템이 가동하기 때문이다. 이때 트롬빈이 혈관 내에 많이 분비되어 지혈 작용을 한다. 트롬빈은 혈액 응고를 유도하는 중요한 단백질이다.

지혈이 일어나는 구역은 산소 공급이 차단되어 저산소 구역이 만들어진다. 저산소증(HIF-1)이 활성화되면 암세포가 암 줄기세포로 변환이 된다. 수술 후 잔존 미세 암세포에 혈소판이 붙어서 면역계의 공격에서 보호한다. 혈소판이 세포막의 갈렉틴-3(Galectin-3)에 작용하여 암세포에 붙게 된다. 간암의 색전술은 직접적으로 종양에 영양 공급하는 동맥에 항암제를 투여하고 혈액을 차단하는 요법이다. 이 방법은 정상 간 조직에 손상을 주지 않으면서 종양만 선택적으로 처리할 수 있다. 암의 진행 정도에 제한이 크게 없고 적용 범위가 넓다. 서혜부에 가는 관을 삽입하여 항암제와 색전 물질을 주입한다.[13]

2시간 정도의 색전술은 환자에게 큰 부담을 주지 않고 암을 빠르게 사멸할 수 있는 장점이 있다. 하지만 종양 부위에 저산소 구역을 만들고 이것은 신생혈관 성장인자의 분비를 촉진하게 된다. 저산소

---

13 간암 화학색전술 [Transarterial Chemoembolization] (서울대학교병원 의학정보, 서울대학교병원)

증(HIF-1)은 대표적인 종양 성장 환경이 된다. 특히 암 줄기세포의 발현이 촉진되는 환경이 된다. 신생혈관 성장인자(VEGF)의 발현은 종양 미세 환경이 조성되고 다시 암세포가 성장할 수 있는 환경이 된다. 다음의 표는 색전술 시행 후 2배로 높아진 VEGF의 농도를 나타낸다. 색전술 시행 후 천연물 요법을 병행하면 신생혈관 성장인자를 억제할 수 있다. 대표적인 천연물은 권백, 선학초, 에피제닌이다.

Association between increment of serum VEGF level and prognosis after transcatheter arterial chemoembolization in hepatocellular carcinoma patients 국립암센터 김창민 교수

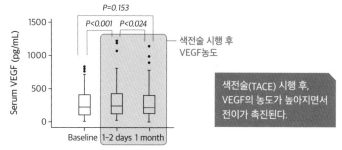

<표 3-2> 색전술 시행 후 VEGF 농도 변화

3-3
조직검사지의 이해

종양표지자의 추세를 꺾어라

암 환자는 혈액검사지의 의미를 이해해야 한다. 병원에서는 1분 진료로 각 항목의 의미를 말해주지 않는다. 환자는 치료에 자기 주도성을 가지고 몸의 변화를 관찰해야 한다. 열방상담소는 상담을 위해 기존의 혈액 검사지를 미리 준비하도록 한다. 대장암 환자는 3년 동안 항암을 하면서 한 번도 하지 않은 검사 항목을 접하게 된다. 대장암이면 종양표지자가 CEA이다(정상 범위는 0~6). 환자는 이 항목에서 300이라는 수치를 처음 보게 되었다. 대학병원에서는 종양표지자가 해당이 되는데도 한 번도 검사하지 않는 경우가 있다. 이전의 결과가 없기에 300이라는 수치가 처음 30에서 올라간 것인지 400에서 내려간 것인지 알 수 없다.

항암제 효과가 있다면 종양표지자 수치를 내려줄 것이다. 반면 항암제가 내성을 일으키고 약효가 듣지 않는 것을 종양표지자로 알아볼 수 있다. 종양표지자 CEA(Carcinoembryonic antigen)는 엄마 태중의 배아세포가 발현하는 지표이다. 대장암 4기의 전이암은 암 줄기세포가 발현되고 배아세포의 성격을 가진 암이라는 뜻이다. 모든 암종이 종양표지자를 발현하지는 않지만, 췌장암, 난소암, 전립선암, 대장암, 담도암 등에서는 암의 활성 여부를 가늠하게 해준다. 항암치료 후 암이 얼마나 작아졌는지를 알려면 CT를 촬영해야 하는데 병원에서는 3개월에 한 번씩 검사한다.

4기 암 환자에게 있어서 3개월이라는 간격은 변화가 많은 시간이 될 수 있다. 항암제가 언제 부작용과 내성을 일으킬지 모르므로 매달 종양표지자를 혈액으로 관찰하는 것이 더 빠른 대응을 할 수 있게 된다. 종양표지자가 순조롭게 항암제로 내려가다가 어느 순간 다시 상승하는 구간이 생긴다. 연속해서 2달 이상 종양표지자가 2배씩 치솟는다면 지금 맞고 있는 항암제가 효과가 없고 더 빠르게 종양을 성장시키는 역할을 하는 것이다. 종양표지자가 상승하기 직전까지가 그 항암제의 효력이 끝나는 시점으로 보고 있다.

Tumor Marker(종양표지자) 검사

항목	정상범위	관련 암
AFP	≤ 9.0 ng/mL	원발성간암, 간경화, 간세포암, 위암, 난소암 등
CEA	≤ 5.0 ng/mL(흡연자) ≤ 3.0 ng/mL(비흡연자)	대장암, 위암, 췌장암, 난소암, 유방암, 간세포암, 담도암, 폐암 등
PSA	≤ 4.0 U/mL	전립선암, 전립선염, 전립선 비대증
CA 19-9	≤ 35 U/mL	대장암, 위암, 췌장암, 췌장염, 췌장결석 등
CA 125	≤ 35 U/mL	난소암, 자궁내막암, 자궁근종, 폐암, 췌장암, 대장암
CA 15-3	≤ 23.5 U/mL	유방암, 전이성 난소암 등
CA 72-4	≤ 6.9 U/mL	소화기암(위암, 대장암, 췌장암), 생식기암, 호흡기암, 난소암, 유방암
NSE	≤ 16.3 ng/mL	소세포암(폐암), 유방암, 신경내분비화 종양(췌장 등)
HE4	≤ 60.5 pmol/L <40세 ≤ 76.2 40~49세 ≤ 74.3 50~59세 ≤ 82.9 60~59세 ≤ 104.0 70세 이상	유방암, 난소암
ROMA	폐경 전 < 11.4% 폐경 후 < 29.9%	유방암, 난소암
TG	1.59~50.03 ng/mL	갑상선암

<표 3-3> 종양표지자

이 관찰은 아주 세심하게 해야 한다. CT 촬영을 해야 하는데 병원에서는 3개월에 한 번씩 검사한다. 4기 암 환자에게 있어서 3개월이라는 간격은 변화가 많은 시간이 될 수 있다. 유방암과 폐암은 딱 맞는 종양표지자가 있지는 않지만, 위의 항목을 참고로 보면 된다. 간암, 췌장암, 난소암, 전립선암, 대장암 등의 암은 종양표지자를 표준치료 시에 전이 여부나 항암제 내성 여부를 판단할 때 참고하면 좋

다. 항암을 하는데 종양표지자가 꺾이지 않고 올라간다면 항암제를 바꾸거나 중단하는 것을 고려해 볼 수 있다. 물론 담당 의사와 충분히 상의한 후에 가장 좋은 결론을 얻을 수 있을 것이다.

P53 유전자란 무엇인가?

말기암 환자의 조직검사지에서 종종 등장하는 유전자가 P53 positive(+)이다. 이것은 암 억제 유전자의 발현이 억제되었다는 뜻이다. 암을 억제하는 유전자의 작동이 변이되었거나 잠자고 있다는 것이다. P53의 역할은 DNA가 손상된 세포가 더 이상 복구 가능성이 없을 때 이 유전자가 명령을 내려 스스로 사멸하게 한다. 우리 몸에 매일 생기는 기능 이상 세포와 노화된 세포는 이 유전자의 명령으로 없어지고 이것을 '세포자살(아포토시스, Apoptosis)'이라고 부른다.

정상세포는 이 시스템이 원활하게 일어난다. 암 환자는 '세포자살' 또는 '세포사멸' 시스템이 망가진 것이다. 이 유전자의 작동으로 정상세포의 세포분열 횟수가 제한된다. 반면 암세포는 P53 유전자의 변이 혹은 발현 억제로 한계 없이 증식하고 텔로머레이즈(Telomerase)의 활성으로 세포분열 횟수도 제한이 없다. 제한 없는 세포분열 결과로 암세포는 세포분열이 10~20회 계속 일어나고 종양의 중심부는 혈관으로부터 멀어진다. 산소도 영양소도 공급받지 못하는 상태가 되는 것이다. DNA에 메틸기가 붙으면 그 유전자는 발현 스위치가 켜지지 않게 된다. P53 유전자가 발현되지 않고 암이 억제되지 않아 암세포는 계속해서 생겨난다.

60%의 암 환자는 P53 유전자가 돌연변이가 되어 있다. P53 유전자의 돌연변이만으로 암세포가 급격히 증식하는 것이 아니다. 암을 활성화하는 다른 유전자가 함께 발현(Ras, Myc 등)이 되면 암의 증식이 일어난다. 면역계에 있어서 항체를 적절히 만들어 내지 못하는 림프구 등은 '세포자살' 유전자의 명령으로 95%가 폐기된다. 림프구에서 P53이 힘을 잃으면 발암 유전자 Bcl-2가 활성화된다. P53의 고장으로 DNA 손상된 세포가 1,000배 이상 증가하게 된다. 1기 환자의 조직검사지에 P53이 발현된다면 언제든지 4기 암으로 발전한다는 뜻으로 봐야 한다. 특히 삼중음성 유방암 1기 환자의 검사지에서 P53 발현이 두드러진다.

P53은 '암 유전자의 왕'이라고 불린다. 결국 4기 암의 치유 전략은 이 유전자를 다시 살려내는 것이다. 항암제와 방사선치료는 잠들어 있는 이 유전자를 활성화할 수 없다. 도리어 더 유전자의 발현을 봉인하는 작용을 하게 된다. 복구 방법은 천연물의 파이토케미컬, 알

칼로이드를 처방에 추가해서 복구해야 한다. 환경적 요인으로는 환경 독소, 만성적 산화 스트레스를 제거해야 한다. 집 안에서 플라스틱 제품, 화학제품의 사용을 줄이고 설탕류, 튀긴 음식 등의 섭취를 제한한다. 대표적인 천연물은 커큐민, 아출, 레스베라트롤, 설포라판이다. 커큐민은 강황의 주요 성분이고 레스베라트롤은 포도씨, 알로에, 호장근, 대황에 들어 있다. 설포라판은 브로콜리에 풍부한 성분이다.

Ki-67지수, 분화도, 조직검사 이해하기

수술이나 조직검사를 하면 조직검사지에 여러 항목이 나타난다. 이 항목들을 이해함으로써 종양의 성격을 파악할 수 있게 된다. 이것에 따라서 악성도, 증식 속도, 항암제 내성 여부와 맞는 항암제를 선택하고 치료 예후도 가늠해 볼 수 있다. NGS(차세대염기 서열 분석) 결과를 통해서 유전자 변이 여부도 알 수 있다. 대표적인 유전자 변이로는 KRAS, BRACA1, BRACA2, TP53, EGFR 등이 있다. KRAS 유전자는 세포의 성장과 분열을 조절하는 단백질로 대장암에서 변이가 발견되고 있다. BRACA 1, 2 유전자는 유방암, 난소암과 관련이 있다. 암을 억제하는 유전자로 항암제에 내성이 있다.

TP53 유전자는 종양 억제 기능이 있는데, 이 유전자의 변이는 암 줄기세포의 발현을 증가한다. 대표적인 암 억제 유전자는 APC, P53, BRACA 1, BRACA 2, RB이다. 이 유전자의 변이는 NGS 검사로 알 수 있다. EGFR 변이는 대장암, 삼중음성 유방암, 비소세포 폐암에서 발견된다. 삼중음성 유방암의 50%, 비소세포 폐암의 30%가 EGFR 변이를 나타낸다. EGFR을 표적으로 하는 표적 치료제는 폐암에 타세바, 이레사, 타그리소와 대장암에는 세툭시맙(얼비툭스)을 쓴다. 조직검사에 EGFR이 나타나면 항암제로 어떤 약을 쓰게 될지 예측할 수 있게 된다.

** 조직검사지 예시

환자는 제자리암으로 2기 진단을 받았고 림프절 전이도 없는 상태로 부분 절제로 수술이 진행될 예정이었다. 유방암의 크기는 3cm였다. 호르몬 양성 유방암으로 간단히 부분 절제와 항암을 진행하면 되는 듯이 보인다. 그러나 자세히 살펴보니 유방암의 성격이 간단치 않음이 조직검사지에서 나타났다. 2기라고 보기에는 암의 증식 속도가 56.5%로 아주 빠르게 증식하는 성격을 가졌다. 호르몬 양성이지만 에스트로겐의 발현이 약하고 프로게스테론 음성, 허투 음성인 암 유형이다. EGFR(1+/3) 변이도 약하게 나타났기 때문에 쉽게 삼중음성 유방암으로 변화될 수 있음을 나타낸다.

삼중음성 유방암은 암 줄기세포 발현도가 높은 암이고 표준 치료 후에도 재발, 전이가 높게 일어나는 암이다. histologic grade 3/3의 의미는 3단계 중 7~9점을 나타내서 가장 악성을 의미한다. 분화도가 poorly differentiated인 암은 보통 4기 암 환자에서 나타나는 단계이다. 비정상적으로 빠르고 공격적인 성장을 한다는 뜻이다. 이런 상태의 환자라면 본인의 병기를 가볍게 2기로 여기지 말고 식이요법부터 새롭게 시작해야 한다. 항암을 잘 이겨내고 표준 치료를 완주하는 것에만 목표를 두면 안 된다. 몸의 환경을 암이 자라지 않는 환경으로 만드는 데 초점을 두어야 한다.

1) invasive ductal carcinoma(침습성 관암종)

   pT2N0(2기, 종양 크기가 2~5cm), 림프절(0/13)(림프절 13개 절제, 전이 없음을 나타냄)

2) P53 +(암 억제 유전자 변이), CK5/6 +, EGFR (1+/3), KI67 56.5%(암 세포 증식 속도)

   estrogen(+, low positive) progesterone(-), Her2(0/3)

3) histologic grade 3/3 분화도가 3/3이 제일 악성이라는 뜻임.

   tubule formation: 3(종양 조직의 어느 정도가 정상적인 유관인지를 나타냄. 총 3등급으로 나눔. 1등급은 75% 이상이 정상, 2등급은 10~75%가 정상, 3등급은 10% 미만이 정상을 나타냄)

   nuclear pleomorphism: 3(종양 세포의 핵의 크기와 모양에 대한 평가)

mitotic count: 3(43/10HPF)(유사분열 세포의 양을 나타냄. 10군데 중 유사분열이 43개, 고등급 악성 종양)

HPF(high power field 고배율 시야 현미경 배율을 의미함)

총점수	종양 등급	분화도
3~5	1등급	well differentiated(느리게 자람, 공격적이지 않음)
6~7	2등급	moderately differentiated(중간도 정상, 적당하게 빠르게 성장)
8~9	3등급	poorly differentiated(비정상적으로 빠르고 공격적인 성장)

** TMN 병기의 표기가 일반적이다.

T는 종양의 크기로 표시한다.

T0 원발 종양 증가 없음.

TIS 상피 내 암종

T1~4 종양 크기에 따른 등급 표시

Tx 종양의 크기 및 침범 정도 확인 불가

N은 림프절 전이를 나타낸다. N0, N1~4 침범된 림프절 전이 정도에 따라 표시

M은 전이를 나타낸다. M0 원격 전이 없음, M1~3 원격 전이 정도에 따라 표시

조직검사지의 결과를 통해서 병기와 림프절 전이의 개수, 타 장기의 전이 여부를 파악하게 된다. 암의 증식 속도, 유전자 변이, 과발현

된 세포막 수용체 등을 파악해서 항암과 치료 방향에 대한 전략을 세울 수 있게 된다. 병원에서는 병기에 따라 수술 여부와 항암제 종류를 선택하고 표준 치료의 계획을 세우게 된다. 열방상담소는 병원의 치료와 함께 식이요법을 안내한다. 표준 치료의 치료 효율을 높이기 위한 천연물 보충제도 병행하도록 하고 있다. 논문의 근거를 바탕으로 암을 제압하고 정상적인 세포 대사로 회복하는 요법을 하는 것이다. 전략의 기본은 혈액검사지, 조직검사지에 대한 이해와 분석으로부터 시작한다.

3-4
전이를 나타내는 지표 이해하기

전이를 예고하는 혈액 수치들

암의 전이를 나타내는 지표를 안다면 대처가 빠를 수 있다. 첫 번째는 종양표지자 수치를 관찰하는 것이다. 종양표지자의 미세한 상승을 미리 알아차리고 대처하면 빠르게 진행하는 암의 성질을 꺾을 수 있다. 우선 식단부터 점검하고 동물성 단백질과 오래된 견과류의 섭취를 식단에서 제해야 한다. 두 번째는 혈소판 수치를 점검한다. 정상 수치는 150,000~450,000/uL이다. 수술과 색전술 시술을 안 했는데 혈소판 수치가 점점 상승하거나 아예 정상 범위를 넘어서게 증가하는 경우는 전이를 나타낸다. 혈소판은 혈액 내에서 암세포를 감싸서 새로운 장기로 이동할 때 수치가 상승한다.

세 번째는 LDH(젖산탈수소효소)의 상승이다. 이 수치의 증가 의미는 포도당 수송체(GLUT1)를 통해서 들어오는 포도당이 미토콘드리아로 들어가서 에너지를 만들지 않는 상태이다. 해당작용을 통해서 분해된 포도당이 미토콘드리아로 들어가서 많은 에너지를 만들지 않고 LDH에 의해서 소량의 에너지와 젖산을 만들고 있다는 뜻이다. 즉 대사이상이 생겼다는 것을 의미한다. 섭취한 포도당 대부분이 암세포를 위한 환경 변화에 이용되고 있다는 의미이기도 하다. 림프종, 백혈병, 결장암, 비소세포 폐암의 예후 지표로 사용할 수 있다. 네 번째는 ALP(Alkaline phosphatase level)의 상승으로, 보통 간, 담도계, 췌장의 이상이나 뼈 전이를 나타낸다. 정상 수치는 30~120u/L이다.

다섯 번째는 혈당과 콜레스테롤 수치의 과도한 상승이다. 항암을 하게 되면 혈당, 콜레스테롤 수치가 급격하게 상승하게 된다. 항암 중 원하는 대로 다 섭취를 하게 되면 혈당이 잡히지 않고 콜레스테롤, 중성지방이 평소보다 20~50 정도 상승함을 관찰하게 된다. 반드시 채소 식단을 하면서 이 수치를 관리해야 한다. 혈당과 콜레스테롤이 과도한 상태는 바로 암이 좋아하는 혈액의 상태가 된다는 뜻이다. 암이 잘 자라는 환경이 조성되는 것이다. 혈액 내 이동하는 지방산의 증가는 암세포의 전이를 돕게 된다.

총콜레스테롤, 중성지방, LDL 수치를 같이 관찰한다. 산화된 지방산의 증가는 암을 급격히 증가시키는 환경이다. 혈당과 당화혈색소를 같이 살펴봐야 한다. 당화혈색소는 보통 3개월 평균 혈당 수치이므로 이것이 정상보다 높다면 염증이 생기기 쉬운 환경이 되었다는 뜻이다. 항암 치료를 받을 때는 최소 한 달에 한 번 혈액검사를 하게된다. 혈액 검사지를 잘 챙겨서 위에 언급한 항목을 표로 만들어 몸의 변화를 파악해야 한다. 병원에서 하라는 대로 항암 주사만 맞지 말고 능동적으로 자신의 병기와 혈액검사를 이해하려는 노력이 필요하다.

철분과 암 줄기세포와의 관계

철분은 DNA 합성 및 복구, 세포주기 조절, 에너지 생성을 포함한 수많은 생리학적 과정에 관여한다. 철분의 항상성 조절 장애는 여러 가지 질병의 원인이 될 수 있다. 철분은 포도당, 지질, 아미노산의 대사에 관여하여 에너지 대사에 긍정적인 역할을 한다. 반면 2가 철(Fe^{2+})과 과산화수소(H_2O_2)가 만나면 과도한 활성산소종(ROS)을 생산하는 펜톤 반응이 일어난다. 펜톤 반응으로 생겨난 강력한 활성산소종이 세포막 지질을 과산화하게 되면 세포막이 끊어지고 망가지면서 세포 사멸이 일어난다. 이것을 '페롭토시스(Ferroptosis)'라고 부른다. 즉 철분은 세포에 꼭 필요한 미네랄이지만 철의 과잉 섭취는 세포를 손상할 수 있다. 세포 내 철분의 양이 일정하게 유지되어야 하는 이유이다. 최근 10년 동안 철분의 세포사멸사 '페롭토시스'에 관한 연구가 진행되고 있다.

펜톤 반응으로 만들어진 강력한 활성산소는 항산화 시스템에 의해 사라진다. 그러나 항산화 시스템이 작동하지 못하면 세포막, DNA, 단백질 등이 손상될 수 있다. 손상된 조직과 세포는 노화와 암 등 각종 질병과 관련이 있다. 폐경기 여성, 노인, 암 환자는 철분의 과도한 섭취를 주의해야 한다. 철분은 장에서 흡수되어 트랜스페린(Transferrin)이라는 철 운반단백질에 결합하여 골수로 이동하여 헤모글로빈과 적혈구 생성에 사용된다. 간의 쿠퍼세포와 비장의 대식세포는 손상되고 노화된 적혈구를 포식하여 철분을 재활용한다.

철분의 부족은 고인슐린혈증, 고혈당증, 고지방혈증으로 나타나고 우선적으로 사용하는 연료가 지방에서 포도당으로 바뀌게 된다.[14] 철분은 대사 활동의 촉매 역할을 해서 ATP 생성에 관여하므로 필요한 성분이다. 철분 결핍은 포도당 흡수와 포도당 생성을 촉진해서 세포 내 포도당 수치가 증가하게 된다. 반면 과도한 철분은 3가 철이 2가 철로 전환되면서 지질 과산화를 일으켜서 세포를 사멸하는 페롭

---

14 https://doi.org/10.1038/s41419-021-04490-1, Cell Death and Disease (2022) 13:40

토시스를 일으킨다. 세포 내 철분의 양, 지질 과산화와 산화 스트레스가 많은 유형의 암세포에 영향을 준다.

일반 암세포보다 암 줄기세포는 빠른 성장을 위해 철분의 필요량이 늘어난다. 암세포는 트랜스페린 수용체(TFR)의 발현을 늘려서 종양 세포 내의 철분의 흡수를 높인다. 트랜스페린 수용체는 철 운반 단백질 트랜스페린이 붙는 수용체이다. 또한 페로포틴이라는 막 단백질의 발현을 늘려서 철분이 세포를 빠져나가는 것을 억제한다. 철분의 세포 내 유입은 많아지고 세포 밖으로의 유출은 적어지니 세포 내 철분의 양은 늘어난다. 철분의 과잉 축적은 페롭토시스의 위험을 늘린다. 암세포는 페롭토시스를 막기 위해 과잉 축적된 철분을 페리틴이라는 세포 내 철 저장 단백질에 보관한다.

세포의 철분 함량이 늘면서 철분 저장 단백질인 페리틴이 많은 암에서 증가하게 된다. 과도한 철분은 P53(암 억제 유전자)의 발현을 억제하거나 P53 돌연변이를 유도한다. 페리틴은 약 4,500~5,000개의 철 원자를 함유하고 불안정한 철의 독성으로부터 세포를 보호하는 역할을 한다. 여러 면역질환, 신장염, 홍반성 루푸스, 갑상선염, 세균과 바이러스 감염이 있을 때 높은 페리틴 수치가 관찰된다. 혈청 페리틴의 상승은 혈액암과 다발성 골수종에서 좋지 않은 예후를 나타낸다. 암 줄기세포는 정상세포에 비해서 페리틴이 증가하는 것이 관찰되었다. 여러 가지 암의 진단과 예후에 페리틴 수치를 이용할 수 있음이 연구 결과로 발표되었다.

난소암, 췌장암, 대장암, 간암, 폐암, 미만성 거대 B세포 림프종, 전립선암, 구강암에서 건강한 세포에 비해 페리틴 수치가 증가함이 관찰되었다. 특히 대장암, 두경부암, 췌장암, 신경모세포종, 난소암에서 예후 마커, 종양 유발 효과가 있다고 보고된다. 대장암에서 화학요법은 전체 생존 기간은 약 20개월이고, 화학요법 1차 치료로 기본적으로 5-FU가 많이 사용된다. 옥살리플라틴은 IL-8을 증가시키고 시스플라틴 치료는 페리틴을 증가시켜 암세포의 생존을 돕게 된다. 녹차의 성분인 EGCG가 페리틴 수치를 낮추고 철분 킬레이트 효과가 있음이 입증되었다. 페리틴 수치가 높은 대장암 환자는 항암과 천연물 EGCG, 쇠뜨기, 커큐민, 한방 약재로 오배자 등을 병행하는 것이 효과적이다.

비소세포 폐암은 혈청과 기관지 폐포 액에 페리틴 수치가 높으면 예후가 좋지 않다. 신경모세포종 환자의 높은 혈청 페리틴 수치는 예후가 좋지 않다는 지표가 된다. 난소암 사망의 약 90%가 화학요법제 내성으로 인한 것임이 알려져 있다. 화학요법제 내성을 해결하는 것이 시급하다. 원발성 종양보다 전이성 난소암에서 페리틴 발현이 높았다. 시스플라틴은 난소암에 널리 사용되는 화학요법제이다. 페리틴을 억제함으로써 시스플라틴 내성 난소암을 개선하는 것이 잠재적 전략이 될 수 있다. 페리틴은 페롭토시스를 억제해서 암세포를 보호하므로 페리틴 표적 치료가 화학요법제 방사선 내성을 줄이는 데에 도움이 될 수 있다.[15]

페리틴과 암 줄기세포에 관한 연구는 새롭게 떠오르는 분야이다. 이 책에서 언급하는 이유는 난소암과 기타 암종에서 종종 제어되지 않는 혈청 페리틴 수치를 관찰하였기 때문이다. 특히 전이성 난소암 환자에서 혈청 페리틴 수치가 높았다. 정상적인 페리틴 수치는 남성은 18~270ng/mL, 여성은 18~160ng/mL이다. 개인적으로 페리틴 수치를 낮추는 방법을 연구하는 중이고, 암의 전이 여부를 관찰하는 지표로 사용될 수 있음을 보았다. 간단하게 혈청 페리틴 검사 결과 항목을 추가하여 관찰할 수 있다.

> 꿀팁
>
> 암 치유의 핵심은 암 줄기세포를 제어하는 것이다.
> 혈소판 수치가 올라가는지 확인하라.
> 종양표지자 수치로 항암 효율을 알 수 있다.

---

15 https://doi.org/10.31083/j.fbl2808182

Chapter 4.

몸의 환경 바꾸기
- 염증성 환경

암은 낫지 않는 상처다

고 법정 스님은 2007년 폐암 진단을 받았다. 곧바로 미국으로 건너가 세계적인 암 전문병원 'MD 앤더슨'에서 수술받았고, 결과는 성공적이었다. 그 후 강연과 집필 활동을 다시 하였고, 건강이 완전히 회복된 줄만 알았다. 그러나 2009년 4월 암 재발이 확인되었고 2010년 3월, 79세의 나이로 입적하여 무소유의 세상으로 가셨다. 단순하고 건강한 삶의 환경 속에서 평생을 지낸 법정 스님께 왜 암이 찾아왔을까? 술도 고기도 담배도 멀리하며 청정한 강원도 산골짜기에서 주로 지냈다. 그런데도 하필이면 폐암이 찾아온 이유는 무엇일까?

가장 중요한 힌트는 법정 스님의 '몸의 환경'에 있었다. 알레르기가 심한 체질이었고, 스물한 살에 심한 폐렴을 앓았으며 40년 이상 천식으로 고생했다. 숨이 차고 기침이 나서 잠을 이루지 못하셨다는 기록이 많다. 이는 가족력과도 관련이 있어 보인다. 법정 스님이 아주 어릴 때, 아버지가 폐질환으로 돌아가셨다. 어찌 보면 그런 유전적 요인에도 불구하고 훌륭한 삶과 자연환경으로 체질을 극복하셔서 79세까지 살아내셨다. 하지만 결국 폐암으로 돌아가셨다.

천식은 대표적인 알레르기질환으로, 기관지가 예민해지고 반복적인 염증을 일으킨다. 염증은 면역 반응을 통해 우리 몸을 보호하는 메커니즘이다. 감염을 치유하고 손상된 조직을 복구하는 시스템이다. 염증은 생명체에 필요한 과정이지만, 암의 발생, 진행과 깊은 연관이 있다. 법정 스님은 오랜 기간 천식으로 고생했고 폐 기관지에 반복적인 상처와 염증이 생겼을 것이다. 그 기간만큼 조직 손상이 반복되었다는 뜻이다. 그때마다 조직을 복구하기 위한 몸의 시스템이 작동해서 상처 치유를 위한 세포 증식이 활발하게 일어났을 것이다. 결국 몇십 년간 지속된 염증반응이 폐암의 시작이 되었을 것이다. 천식 환자의 암 발병 가능성이 천식이 없는 사람과 비교해서 36.99% 높다는 연구 결과가 최근 발표되었다.[16]

---

16 https://onlinelibrary.wiley.com/doi/full/10.1002/cam4.5875

천식뿐 아니라 반복되는 염증반응에서 암이 생긴다. 독일의 의사이자 병리학 연구의 선구자인 루돌프 비르호(Rudolf Virchow)는 1863년 "만성적인 자극과 염증성 세포 증식이 암 발병의 원인"이라고 했다. 100년쯤 후, 화학요법제와 면역 반응 연구의 선구자였던 알렉산더 해도우(Alexander Haddow)는 "치유 작용이 과도하면 종양 생성으로 이어질 수 있다"라고 했다. 종양 미세환경 연구에 주력한 해롤드 드보르작(Harold Dvorak)은 "종양은 치유되지 않는 상처"라고 규정했다. 이 개념은 이후 다양한 실험 연구로 뒷받침되었다. 암은 반복되는 염증에서 생긴다. 암은 낫지 않는 상처다.

반복된 염증은 잠자는 암세포를 깨운다

크고 작은 상처가 피부와 내부 장기에 생기는 일은 평생 반복된다. 감염을 막고 상처를 치유하고 조직을 복구하는 일도 끊임없이 몸 안에서 일어나는 일이다. 복잡한 과정의 각 단계마다 암 발생의 힌트가 숨어 있다. 내 몸을 보호하는 정상적인 치유 과정을 암이 이용한다는 점이 중요하다. 일련의 상처 치유 과정이 무난히 수행되고 필요했던 인자들이 제때 사라진다면 별 탈이 없다. 그러나 과도하게 반복되면 문제가 생길 확률이 그만큼 높아진다. 게다가 만성염증에서는 염증과 치유 과정이 마구 섞인 채 계속해서 일어난다. 암의 씨앗을 키우게 된다.

상처를 아물게 하는 상처 치유의 첫 단계는 지혈이다. 상처에서 피가 계속 나는 것을 막기 위해 혈관이 수축하고 피딱지가 앉는다. 혈액 공급이 차단되니 산소가 부족한 저산소 환경이 만들어진다. 저산소 환경에서 만들어지는 인자들은 이후의 조직복구를 위해 필요하지만, 암의 발생과 진행 과정에서도 중요하다. 상처가 아물기 위해 상피세포가 증식해 손상 부위로 이동하며 상처를 메꾼다. 새로운 세포로 상처 부위를 완전히 덮으면 복구 과정은 끝이 난다. 상피세포암에서는 여기서 멈추지 않는다. 계속 증식하고 결국에는 다른 장기로 이동, 전이되는 것이다. 반복적인 상처와 염증, 이를 복구하는 과정 중 제대로 마무리되지 않은 단계는 암 발병의 확률을 높게 만든다.

상처 가장자리의 각질세포에서는 세포 간 접착이 떨어지고, 세포 모양을 바꾸며, 기저막과 간질 결합조직을 분해하는 상피-간엽 전환(EMT)이 일어난다. 이 과정은 일시적으로 일어났다가 상처가 아물면 끝나서 각질세포는 세포들끼리 다시 잘 결합하고 각질세포 기능을 하게 된다. 상피-간엽 전환은 진행성 암의 전이 과정에서도 특징적으로 나타나는 현상이다. 암세포는 이 과정을 이용하여 상피세포에서 간엽세포로 전환하고 떨어져나와 혈관 벽을 빠져나가서 본격적으로 전이된다. 이 과정에 관여하는 단백질 중 하나가 비멘틴이다. 비멘틴 발현이 확인되는 암은 예후가 나쁜 편이다.

염증의 초기에는 감염을 퇴치하기 위한 과정들이 주로 활성화된다. 그러나 염증 후반부에는 조직을 재생하기 위해서 감염을 공격하는 인자들이 억제되고, 세포 증식과 면역억제 과정이 우세해진다. 세포 증식과 면역억제는 암의 중요한 특징이다. 암은 이 특징을 유지하기 위해 계속해서 염증을 만들어 낸다. 이때 중심적인 역할을 하는 것이 TGF-β이다. 흉터가 생기는 것부터 간 섬유화, 폐 섬유화, 신장 섬유화도 모두 다 TGF-β와 관련되어 있다. TGF-β 제어 효능이 있는 천연물 성분은 단삼의 탄쉬논(Tanshinone)이다.

4-2
지혈과 저산소 환경

상처 치유의 첫 단계는 지혈

상처가 나면 우리 몸은 즉시 치유반응을 시작한다. 제일 먼저 해야 할 일은 출혈부터 막는 것이다. 손상된 혈관이 수축해서 혈액 손실을 최소화하고, 그 자리에 피딱지가 앉는다. 상처 나면 곧 피가 멈추고 딱지가 생기는 과정이다. 간에서 만들어지는 프로트롬빈은 비활성 상태로 혈액 속을 돌아다니다가 상처가 나면 혈액 응고 반응을 시작한다. 프로트롬빈의 활성형인 트롬빈은 상처 주변의 혈소판, 칼슘 이온과 작용하여 피브리노겐을 피브린으로 변환시켜 혈액을 응고한다. 와파린을 복용 중인 환자라면 특히 주의할 부분이다.

비타민 K가 부족하거나 간의 합성 기능에 이상이 있으면 프로트롬빈 수치가 낮아진다. 수술 전 기본 검사 중 프로트롬빈시간은 혈액 응고에 몇 초가 걸리는지 측정한 값이다. 프로트롬빈시간이 연장되어 있다면 혈액 응고 속도가 느리다는 것이다. 비타민 K는 파슬리, 시금치, 케일, 무청과 같은 녹황색 채소에 풍부하고, 연근, 달걀, 과일에도 함유되어 있다. 비타민 K는 지용성으로, 장 기능이 저하되어 있거나 장내 미생물 균형이 깨져 있으면 흡수하기 어렵다. 천연물인 괴화는 비타민 K와 더불어 루틴과 쿼르세틴이 풍부하여 혈관을 튼튼하게 해주고 지혈에 도움이 된다.

혈소판은 케모카인(Chemokine)을 분비해서 면역세포들을 불러들여 염증반응을 시작하게 한다. 혈소판은 섬유아세포와 각질세포를 자극하는 성장인자도 분비해서 상처가 아무는 후반부 과정을 준비하게 한다. 혈소판 수치가 낮으면 혈액 응고가 되지 않아 출혈 위험이 있다. 골수이형성증후군, 재생불량성 빈혈, 백혈병과 같은 여러 질병과 항암제 치료로 혈소판 수치가 떨어진다. 양재근(소리쟁이)은 혈소판 수치를 높이는 효과가 있다.

혈소판 수치가 떨어지는 것도 문제지만 암 환자의 혈소판 수치가 갑자기 치솟는 것도 좋은 신호가 아니다. 암세포의 표면에는 갈렉틴-3라는 단백질이 많이 있는데, 암세포를 계속 성장하게 하는 인자를 끌어들인다. 혈소판이 갈렉틴-3와 협동하여 암세포를 감싸서 보호한다. 이렇게 되면 면역계가 암세포를 공격할 수 없다. 보호된 암세포는 혈액 속을 마음대로 돌아다니다가 다른 장기로 전이된다. 갈렉틴-3를 억제하는 천연물 성분으로 나린진과 베르베린이 있다. 나린진은 감귤류인 청피, 진피에 많이 들어 있고, 베르베린은 황련의 대표 성분이다.

상처의 지혈을 위해 혈관이 수축하고 피딱지가 형성되면 상처 주변부는 일시적인 저산소 상태가 된다. 저산소 상태에서 방출되는 대표적인 인자들을 살펴봄으로써, 정상적인 염증의 과정이 어떻게 암과 관련되는지 이해할 수 있다. 그중에서 사이클로옥시게나아제-2(COX-2)와 저산소 유도인자(HIF), 혈관내피성장인자(VEGF), 세 가지에 대한 설명이 이어진다. 이 인자들은 염증과 상처 치유 과정에 꼭 필요하지만, 지나치게 반복되거나 오래 지속되는 만성염증에서는 암의 발생, 진행과 깊은 연관이 있다.

사이클로옥시게나아제-2(COX-2)

염증반응의 시작은 세포막 구성 성분인 인지질 일부가 아라키돈산으로 변하는 것이다. 이 과정을 차단하는 것이 그 유명한 스테로이드이다. 스테로이드는 염증반응의 첫 시작을 억제하므로 효과가 강력하지만, 인체에 필요한 광범위한 작용을 모두 막아버려 부작용도 크다. 아라키돈산에서 다양한 생리활성 물질을 만드는 과정은 크게 두 경로로 나뉜다. 하나는 COX-1,2-프로스타글린딘(PG)이라는 경로이고 또 하나는 LOX-류코트리엔이라는 경로이다. 이 두 경로를 통해 만들어진 최종 산물이 통증, 염증과 면역 반응, 혈소판 응집 작용, 기관지 수축 작용 등을 일으킨다. COX-1과 COX-2를 모두 억제하는 것이 아스피린으로 대표되는 비스테로이드성 소염제(NSAIDs)이다. 아스피린은 해열, 진통, 소염 효과가 있지만 위장 장애라는 부작용이 있다.

염증성 자극과 암이 COX-2를 자극해 프로스타글란딘 합성을 늘린다. 증가한 프로스타글란딘은 암 성장, 전이와 관련이 깊다. 암은 NK-κB를 활성화해서 COX-2 - PGE2 - IL6(인터루킨6)로 대표되는 염증 경로를 활성화한다. NF-κB뿐 아니라, 저산소 환경에서 활성화되는 혈소판도 COX-2를 활성화해서 염증을 활성화한다.[17] 산소가 부족한 세포 환경이 염증을 일으킨다는 것이다.

---

17 https://molpharm.aspetjournals.org/content/84/1/25.short

COX-2 - PGE2 경로는 IDO(Indoleamine 2,3-dioxygenase)를 활성화하여 T 임파구의 먹이인 트립토판을 키뉴레닌으로 전환한다. 먹이를 빼앗긴 T 임파구는 힘을 잃고 면역이 억제된다. 암이 COX-2를 활성화하고, 그 COX-2의 작용이 면역을 억제하고 암을 더욱 성장하게 하는 것이다. 키뉴레닌은 우울감과 인지능력 결핍과도 관련이 깊다. 암 환자의 깊은 우울감은 단순한 기분만의 문제가 아니라 염증과 암의 밀접한 관계에도 근원이 있다.

암의 성장과 재발을 방지하기 위해 염증 관리는 필수적이다. COX-2 - PGE2 경로는 YAP(Yes-associated protein)를 활성화한다. YAP는 모든 암의 증식에 관여하는 핵심 단백질이다. 서울성모병원의 윤창익 교수팀은 2021년의 연구 발표에서 "유방암세포에서 단백질 YAP1 발현이 높으면 유방암 원격 전이 위험은 2.27배, 사망 위험은 3.86배 높아진다"라고 발표했다. 그런데 YAP은 다시 COX-2 - PGE2 경로를 활성화한다. 반복된 염증과 암은 도돌이표처럼 서로를 활성화하고 저산소 환경은 이를 가속화한다.

COX-2만을 억제하는 셀레콕시브는 위장 장애 없이 소염 진통 기능을 나타낸다. 천연물 중에서는 유백피, 유근피를 응용하는 것이 좋다. COX-2 억제제를 쓸 때 LOX 경로를 반드시 함께 제어해야 한다. 바이칼린, 루테올린, 루틴, 헤스페리딘, 나린제닌, 쿼르세틴 등이 함유된 천연물 복합제를 사용해서 염증을 제어하고 암과의 악순환을 끊어야 한다. COX-2와 LOX 경로를 동시에 제어하는 것에 더하여 YAP도 억제해야 하는 것이 암 관리의 기본이다. 대장암의 경우 자근의 쉬코닌, 췌장암에서는 면화자의 고시폴을 적극 활용한다.

저산소 유도인자(HIF)

미국 하버드 의대의 윌리엄 케일린, 미국 존스홉킨스의대의 그레그 세멘자, 영국 옥스퍼드대의 피터 랫클리프 교수는 저산소 유도인자를 연구한 공로로 2019년 노벨생리의학상을 공동 수상하였다. 이 교수들의 논문을 종합한 내용은 저산소 상태의 세포가 HIF-1α라는 단백질을 이용해서 산소 부족 환경에 적응한다는 것이다. HIF-1α는 혈관을 새로 만들고 포도당으로 빠르게 에너지를 만들고 적혈구를 성숙시켜 저산소 환경을 해결하도록 한다.[18,19,20]

암세포는 빠르게 성장해서 그 중심부가 저산소 상태가 되므로 HIF

---

18 https://www.pnas.org/doi/abs/10.1073/pnas.88.13.5680
19 https://www.cell.com/molecular-cell/pdf/S1097-2765(08)00292-X.pdf
20 https://www.nature.com/articles/20459

가 유도된다. 암은 HIF-1α를 이용하여 신생혈관으로 영양과 산소를 공급받고, 해당 과정을 활성화한다. 나중에는 산소가 공급되는데도 해당 과정이 일어나도록 대사를 조절해서 암 증식에 필요한 물질을 빠르게 만드는 '와버그 효과(Warburg effect)'가 바로 HIF의 작용이다.

HIF-1α를 억제하기 위해 아피제닌을 비롯한 다양한 플라보노이드 성분을 응용한다. 위암과 간암에는 권백을 주로 응용한다, 폐암과 대장암에는 금은화 또는 갈근이 유리하다. 삼중음성 유방암에는 선학초를 주로 쓴다. 황금에 들어 있는 우고닌도 HIF-1α를 억제한다. 간암에는 백굴채를 응용하여 저산소 유도인자와 혈관내피성장인자를 모두 억제할 수 있다. 천연물에는 한 가지 성분만 들어 있는 것이 아니므로 암의 특징과 진행에 따라 천연물을 구분해서 사용하는 것이 효율적이다.

산소 농도가 정상이 되면 HIF-1α는 빠르게 분해되는 것이 정상이다. 분해 과정에 관련된 유전자에 돌연변이가 있으면 몸 전체에서 암이 생긴다. HIF-1α가 제때 분해되지 않아 생기는 유전적 희귀암이 폰히펠린다우병(Von Hippel-Lindau disease, VHL)이다. 상염색체 우성 유전되어 30세쯤 되면 발병한다. 눈, 척수, 뇌, 신장, 췌장, 부신, 부고환, 간, 비장, 폐 등에 동시다발적인 종양이 생긴다. 진행이 느린 편이기는 하지만, 중추 신경 혈관아세포종이나 신세포암으로 50대

이전에 사망하는 경우가 많다. 유전병이므로 낮게 할 방법은 현재 없지만, 진행을 늦추고자 시도하고 있고, 어느 정도 성과를 거두고 있다(본 책 7장 폰히펠린다우 신장암 참조). 저산소 상태에 대한 이해와 HIF-1α를 억제하는 천연물 통합요법의 결과이다.

혈관내피 성장인자(VEGF)

상처가 나면 출혈을 막기 위해 손상된 모세혈관이 수축한다. 혈액 공급이 막히고 딱지가 앉아 조직세포에 산소가 부족해졌을 때 혈관내피성장인자(VEGF)가 활성화된다. 새로운 모세혈관을 만들어 산소를 전달하고 영양소를 운반해 오려는 것이다. 새로운 혈관을 만들기 위해 세포 증식이 활발해지고 면역 반응은 억제된다. 이 과정이 과도하거나 제어되지 않으면 암의 혈관신생, 노인성 황반 변성, 염증성 질환의 원인이 된다. 새로 만들어진 혈관으로 암은 전이를 노린다. 알로에, 호장근, 대황에 들어 있는 레스베라트롤은 HIF-1α와 혈관내피성장인자(VEGF)의 과도한 작용을 억제한다.[21]

---

21 https://aacrjournals.org/mct/article/4/10/1465/235639/Resveratrol-inhibits-hypoxia-induced-accumulation

혈관내피성장인자 억제제로 대표적인 약물은 베바시주맙(Bevaci zumab)이다. 가장 유명한 상품명은 아바스틴으로, 신생혈관 생성을 억제하는 단클론항체(Monoclonal antibody)이다. 간암에서 중요한 항암제로 쓰이고, 대장암, 폐암, 유방암, 교모세포종, 신세포암 등 여러 암에 적용된다. 또한 증식성 당뇨망막병증과 습성 황반변성에도 쓰인다.

신생혈관을 억제한다고 해서 모든 암이 사라지지는 않는다. 아바스틴의 효과는 20%에 미치지 못하고, 몇 달이 지나면 내성이 생긴다. 혈관을 만드는 여러 인자가 그물망처럼 연계되어 있고, 암 증식의 다른 요인도 복잡하게 관여하기 때문이다. 한 가지 표적만 막는 것보다 관련된 여러 표적을 동시에 제어하는 것이 효과적일 수 있다. 3기 이후의 간세포암 치료와 초기 간세포암의 재발 방지에 신생혈관 억제제와 면역관문 억제제인 아테졸리주맙을 병용하는 요법이 쓰이고 있다.

손상되었던 혈관 벽은 혈소판이 분비해 두었던 혈소판 유래 성장인자(PDGF)에 자극되어 복구가 이루어진다. 혈소판 유래 성장인자와 앞서 소개한 혈관내피성장인자는 세포 증식을 촉진하고 이들끼리 서로 돕는 관계이다. 아바스틴과 같은 약물을 써서 혈관내피성장인자를 억제하면 혈소판 유래 성장인자가 보상적으로 활성화되는 경우가 많다. 이런 것이 아바스틴 내성이 생겼다는 표현의 속뜻이다. 한 가지 성장인자를 억제하면 다른 성장인자가 보상적으로 활성화되는 것이 항암제 내성의 중요한 원인이다.

간암 색전술은 항암제를 양귀비 씨앗 기름인 리피오돌에 섞어 암으로 향하는 혈관을 막는 것이다. 암으로의 혈관을 색전하는 동시에 항암제가 지속적으로 작용하게 하는 효과적인 시술이다. 수술이 어려운 환자에게도 시도할 수 있고, 여러 번 반복 시술이 가능하다는 장점이 있다. 간암 색전술을 하면 간암의 크기가 줄어든다. 그러나 저산소 환경이 유도되므로, HIF-1α과 VEGF 활성이 높아져 폐 전이의 가능성이 있음을 항상 염두에 두어야 한다. HIF-1α와 VEGF를 동시에 억제하는 천연물을 복용하여 색전술의 효과를 높이는 것이 좋다. 이 경우 대표적인 천연물은 백굴채이다.

이제까지 지혈이 일어나는 과정과 저산소 환경에서 방출되는 인자들에 대해 살펴보았다. 저산소 환경과 반복적인 염증반응, 그리고 암의 증식은 밀접한 관계 속에 있다. 지혈되고 상처 부위에 피딱지가 다 만들어지면 활성화 단백질 C(Activated protein C)가 작용해서 혈소판 응집, 트롬빈, 각종 응고 인자들을 모두 분해한다. 그래야 과도한 혈전증이 생기지 않는다. 이제부터는 본격적인 염증 과정, 즉 감염에 대항해 싸우고 싸움을 마무리하는 과정에 대해 알아보겠다. 암이 염증을 어떻게 이용하는지 보면 암 예방과 치료에 염증성 환경의 개선이 얼마나 중요한지 알 수 있다.

염증 과정과 상처의 복구

염증의 전반부 과정은 감염에 대한 전쟁

염증반응이 일어나려면 몸에 들어온 적군을 알아차리는 것부터 시작해야 한다. 적군을 감지하고 아군을 불러와야 방어 전쟁을 치를 수 있다. 톨유사수용체(Toll-like receptor, TLR)가 적군을 감지하는 역할을 한다. 톨유사수용체는 선천성 면역에 관여하는 수지상세포, 대식세포, 자연살해세포(NK cell)에서 주로 발현되고, 적응성 면역세포에서도 일부 발현된다. 감염균의 분자 패턴(PAMP)이나 세포 손상으로 방출되는 물질의 패턴(DAMP)을 인식하는 역할을 한다. 톨유사수용체가 적군을 감지하면 염증의 주요 경로인 NF-κB와 STAT3가 유도되고 상처 주변에 있던 비만세포, 랑게르한스 세포, T세포, 대식세포가 깨어난다. 사이토카인과 케모카인이 분비되고 혈관에서 백혈구가 몰려든다. 염증반응은 지혈 반응과 거의 동시에 시작되어 감염을 막는다.

깨어난 비만세포가 히스타민을 방출하면 이것을 신호로 호중구가 재빨리 감염 부위로 달려온다. 인터루킨-1(IL-1), 종양 괴사 인자 알파(TNF-α), 세균의 내독소도 호중구를 불러 모은다. 호중구는 염증 부위의 NF-κB에 자극받아 다양한 사이토카인을 분비해서 다른 면역세포들을 끌어들여서 면역 작용을 증폭시킨다. 호중구가 직접 세균을 잡아먹기도 하고, 감염원을 죽이는 여러 가지 효소와 활성산소를 폭탄처럼 던져 박멸하기도 한다. 호중구는 백혈구에서 가장 많은 부분을 차지하며, 다양한 병원체에 대항해 직접 싸우면서 다른 면역세포들을 불러들이고 활성화한다.

호중구가 염증 전쟁에서 하는 역할이 크기 때문에 호중구 수치가 떨어지면 감염에 취약해져 위험하다. 그래서 항암제 치료를 할 때 특히 호중구 수치를 중요하게 여기는 것이다. 염증반응은 모자라도 안 되고 지나쳐도 좋지 않다. 과도한 염증반응은 조직을 상하게 하고 조직이 지나치게 상하면 잘 아물지 못한다. 감염에 대항해 싸우기에 충분해야 하면서도 전쟁이 끝나면 해산해야만 한다. 더 이상의 감염이 없다면 호중구는 며칠 내로 감소한다. 대부분은 피딱지에 붙었다가 딱지가 떨어질 때 같이 떨어져 나간다. 할 일이 없어진 호중구는 대식세포가 먹어 치운다.

대식세포는 단핵구가 분화한 것이다. 세균 내독소인 지질다당류, 인터페론 감마와 같은 염증 자극 물질이 대식세포 활성화를 유도한다. 염증성 사이토카인(IL-1, IL-6, TNF-α 등)과 활성산소종, 성장인자들(VEGF, PDGF 등)이 쏟아져 나오면서 염증 전쟁은 더욱 치열해진다. 대식세포는 병원성 물질을 잡아먹다가 며칠 후 감염이 거의 해결되면 역할이 반대로 변한다. 전쟁 끝의 출구 전략을 마련하기 위해 대식세포가 오히려 염증 억제 기능을 수행한다. 염증 전쟁의 잔해와 아직 남아 있는 호중구를 먹어 치우는 것도 대식세포의 역할이다.

염증의 후반부 반응은 면역억제

대식세포가 염증의 후반부에는 염증을 억제하는 사이토카인을 분비한다. IL-4, IL-10, IL-13과 같은 것들이다. 이 사이토카인들은 아르기나아제 발현을 유도해서 면역을 억제하고 상처를 복구한다. 아르기나아제는 아르기닌이라는 아미노산을 오르니틴과 요소로 가수분해한다. 아르기닌이 분해되어 고갈되면 T 임파구가 힘을 쓸 수 없어 면역이 억제된다.

염증반응의 후반부에 아르기나아제를 활성화하여 면역을 억제하는 것은 적군이 없어졌으니, 공격을 멈추라는 의미이다. 공격 다음 단계로 상처 수복을 위한 세포 증식이 이어지는데 새로운 세포들을 공격해서는 안 되는 것이다. 이러한 정상적인 상처 재생과정을 암이 이용한다. 면역을 억제해서 자신을 공격하지 못하게 만들어 놓고, 재생을 위한 성장인자들을 이용하여 지속적으로 암세포를 분열하고 증식한다. 아르기닌의 분해 산물인 오르니틴은 탈탄산효소에 의해 폴리아민이 되는데, 이 물질도 암세포 증식과 관련이 깊다.

억제된 면역을 되돌려 암을 공격하게 하려면 아르기나아제를 억제해야 한다. 아르기나아제를 억제하는 물질로 BRM270이 효과적이다. BRM270은 함유된 천연물의 복합적이고 상승적인 작용을 통해 염증이 암을 돕는 과정을 차단하고 면역을 높인다. 암세포를 증식하게 하는 폴리아민 합성을 차단하려면 오르니틴 탈탄산효소를 억제하는 것이 좋다. 하고초의 우르솔산, 저령의 에르고스테롤을 응용하면 된다.

대식세포가 염증의 초기에는 세균과 염증 유발 물질들을 먹어 치우고 염증 전쟁의 찌꺼기들을 청소한다. 염증의 후기에는 전쟁을 마치도록 하고 복구 과정을 이끈다. 즉, 성장인자를 분비해서 상피세포를 만들고 섬유조직을 증식시키며 신생혈관을 유도한다. 상처 부위의 T 임파구는 감염에 대항해 싸우지만, 나중에 혈액에서 불려온 T세포는 염증 전쟁을 끝내려고 한다. 염증반응을 억제하는 T세포를 조절 T세포(Regulatory T cell)라고 부른다.

염증 전쟁의 선두에서 병원균을 잡아먹던 대식세포와 암세포 공격의 선봉장인 T세포가 염증반응의 후반부에서는 반대 역할을 한다. 염증을 오히려 억제하고 복구작업을 유도한다. 이처럼 면역을 억제하고 세포를 증식시키는 기능을 암이 악용한다. 암을 관리할 때 면역을 무조건 증가시키는 것보다는 면역세포의 역할을 조절하는 것이 중요함을 알 수 있다. 면역세포 역할의 조절은 몸의 환경과 조건에 따라 변한다. 암 예방과 치료를 위해 염증성 환경의 교정이 필수적이다.

상처 복구를 위한 증식 과정을 암이 이용한다

염증 전쟁이 끝난 자리에서 복구가 시작된다. 상처 부위를 메꾸기 위해 활발하게 세포가 증식하는 단계이다. 각질세포, 섬유아세포,

대식세포, 내피세포들이 총출동 합심하여 벌어진 상처를 수복하고 혈관까지 새로 만들어 낸다. 상처 가장자리의 각질세포는 상피-간엽 전환(EMT) 과정을 거쳐 상처의 중심부로 이동하면서 표피층을 새로 만든다. 상피-간엽 전환은 태아의 발생 과정 중 삼배엽 형성기에 일어나는 중요한 과정이기도 하다. 이동하면서 증식하는 특징을 가진 상피-간엽 전환은 암이 전이될 때도 똑같이 일어난다. 배아 성장기에 일어나는 과정이면서 상처 복구의 필수 과정인데, 이것을 암이 이용하는 것이다.

정상 체세포들은 이-카드헤린(E-cadherin)이라는 단백질을 이용하여 서로 강력하게 연결되어 있다. 단단히 팔짱을 낀 듯한 모양새이다. 또한 콜라겐, 히알루론산, 프로테오글리칸과 같은 세포외 기질과 세포막 단백질인 인테그린이 상호작용하여 세포의 위치를 특정한 자리에 고정한다. 상처 복구 부위에서는 MMP라는 단백분해효소가 발현되어 세포외 기질을 분해하고 인테그린과의 상호작용을 끊어버린다. 덕분에 각질세포가 자기 자리에서 떨어져나와 상처 중심부로 이동해 가며 상처를 덮을 표피를 만든다. 암세포도 MMP를 발현해서 세포 간 연결을 끊고 기저막을 파고들어 그 틈에 신생혈관을 만든다. 이후에 암세포가 상피-간엽 전환 과정을 거쳐 신생혈관을 통해 다른 조직으로 전이한다. MMP 발현이 높을수록 암 전이율이 높다.

형질전환 성장인자(TGF-β), 혈소판 유래 성장인자(PDGF) 등의 신호로 섬유아세포가 상처 부위의 피부를 재생한다. 메울 세포를 만들어야 하니 줄기세포가 깨어나 세포 증식을 유도한다. 필요한 물질을 공급하기 위해 혈관도 새로 만들어진다. 상처 초반 지혈에 의한 저산소 환경으로 만들어졌던 저산소 유도인자(HIF), COX-2, 혈관내피 성장인자(VEGF)들이 혈관 내피세포를 증식시켜 새로운 혈관을 만든다. 마지막으로 섬유아세포가 작용하여 콜라겐과 엘라스틴이 상처 부위를 복구해 낸다. 필요가 다한 혈관은 퇴행하고 근섬유아세포가 상처였던 부분을 수축시켜 상처 아무는 과정을 마무리한다.

혈관내피 성장인자(VEGF)는 Bcl-2라는 단백질의 기능을 올려준다. Bcl-2가 세포자멸사(Apoptosis)를 억제해서 혈관내피세포가 죽지 않고 계속 혈관을 만들도록 돕는다. 세포자멸사 조절에 관여하는 단백질로 Bcl—2 외에도 Bcl-xL, Bax, p53 등이 알려져 있고, 위암[22], 별모양세포종[23] 등 대부분 암의 발생, 증식과 깊은 관련이 있다. 이 단백질들의 조절작용으로 암세포가 죽지 않고 계속 살아 있게 된다. 상처 복구 과정에서 줄기세포에 의한 세포의 증식, 저산소 환경에서

---

22 https://kiss.kstudy.com/Detail/Ar?key=2440841 위선종, 위선암에서 bcl-2, bcl-xL, Bax, p53 단백의 면역조직화학 발현
23 https://jkns.or.kr/upload/pdf/0042004084.pdf 별모양세포종에서 bcl-2, Bax 의 발현과 Ki-67 증식지수: 예후와의 관계

유도된 성장인자들의 도움, 빠른 성장을 위한 영양 공급 갈망, 새로운 혈관 생성, 세포자멸사를 억제하여 죽지 않고 계속 증식하게 만드는 메커니즘을 암이 알뜰히 가져다 쓴다.

간염에서 간암으로

간염은 간세포 조직의 염증으로, 원인은 바이러스, 알코올, 약물, 면역 이상 등이다. 우리나라에서 간질환의 원인으로 가장 중요한 것은 B형간염 바이러스 감염이다. 간세포에 B형간염 바이러스가 감염된 사람의 약 4/5 정도에서 면역계의 활발한 공격이 일어나는 급성기 반응을 볼 수 있다. 감염 후 35~200일 기간 동안 감염된 세포를 제거하고 항체를 만든다. 이 시기에 AST, ALT 등 간수치가 급격히 오른다. 바이러스 감염을 제거하는 과정에서 필연적으로 간세포가 파괴되기 때문이다. 급성기 반응이 안정적으로 마무리되면 간수치가 안정되고 감염도 퇴치되며 항체가 생긴다. 정상적인 염증반응이 잘 수행되어 면역의 목표가 달성된 것이다.

면역 반응이 너무 격렬해서 과민 반응하는 것을 '사이토카인 폭풍(면역 폭풍)'이라고 한다. B형간염에서 지나치게 격렬한 면역 반응이 일어나면 전격성 간염이 된다. 간세포가 심하게 괴사하고 간 기능 장애와 간성 뇌증까지 나타난다. 간세포 파괴 속도를 재생속도가 따라잡지 못하는 것이다. B형간염 바이러스 감염 환자의 2~3% 정도에서 면역 폭풍이 일어난다. 한 번 발생하면 사망률이 높은 편이다. 간 기능이 떨어지면 알부민 수치가 떨어지고 혈액 응고가 잘 안 되는 것을 볼 수 있다. 면역 반응이 부족해선 안 되지만 지나쳐도 위험한 것이다. 지나친 염증반응을 억제해야 할 때는 나린진과 헤스페리딘 성분을 함유한 귤, 루테올린 성분의 금은화, 테트라드린을 함유한 한방기를 응용해서 염증반응의 속도를 조절한다.

한편, B형간염 바이러스 감염 환자의 약 1/5 정도는 급성기 반응 기간에 바이러스 감염 세포를 완전히 제거하지 못하고 만성간염 환자가 된다. 면역억제 국면으로 전환된다는 뜻이다. 건강보험심사평가원의 자료에 의하면, 만성간염 환자의 23% 정도는 10년 안에 간경변으로 진행한다. 20년 내 간경변으로 진행할 확률은 48% 정도이다. 매년 간경변 환자의 2~5%에서 간암 진단을 받는다고 한다. 염증이 만성화되면 암으로 진행할 확률이 높아진다.

급성염증과 만성염증

급성염증은 상처가 나거나 감염이 되었을 때 즉시 시작되어 몇 분에서 며칠간 일어나는 우리 몸의 방어 메커니즘이다. 빨갛게 부어오르고 열이 나면서 아프고 그 부위의 기능이 잠시 저하된다. 염증반응이 제대로 일어나지 않으면 감염이 지속되고 세포와 조직의 손상이 아물지 못한다.

염증반응이 지나치면 패혈증이나 파종성 혈관 내 응고(DIC) 등을 일으킬 수 있다. 염증반응이 온몸에서 심각하게 나타나는 것을 패혈증이라고 한다. 전신 장기의 손상, 쇼크, 다발성 장기부전과 같은 심각한 합병증이 일어난다. 파종성 혈관 내 응고는 심각한 외상이나 악성 종양이 원인으로, 염증반응이 과도해서 온몸에 혈액 응고가 나타나는 질환이다. 혈관 내 혈전이 저절로 생기고 혈소판이 감소하며 세포외 기질 성분이 용해된다. 지혈 과정이 제대로 일어나지 않으니 출혈이 잦고 혈전이 계속 생겨 심하면 사망하게 된다.

만성염증은 수개월에서 수년에 걸친 지속적인 염증반응이다. 염증 조직에서 부분적인 회복과 조직 손상이 계속해서 일어난다. 정상적 치유 과정이 온통 뒤섞이고 교란된다. 치유가 완전하지 않고, 마무리 없이 반복된다. 만성화된 상처에는 랑게르한스 세포, 호중구,

대식세포, 단백질 분해효소가 많다. 호중구가 계속 머무르며 세포를 상하게 한다. 대식세포도 제 능력을 발휘하지 못하는 상태가 된다. T 임파구의 수와 역할이 변해서 기능을 제대로 수행하지 못한다.

만성염증 상태에서는 면역세포들이 적절한 기능을 제대로 하지 못하므로 염증이 끝나지 않고 더욱 심해지기도 한다. 감염에는 오히려 취약해져 세균감염이 계속되면서 염증은 더욱 심해지는 악순환이 온다. 조직에 대한 공격은 계속되고 회복은 마무리되지 않으므로 조직이 손상될 가능성이 크다. 앞서 설명했듯이 염증반응의 후반부에는 세포 증식과 면역억제가 일어난다. 만성염증성 환경에서 암세포는 면역억제 기전을 이용해 계속 증식하게 하는 동력을 공급받게 된다.

저강도 만성염증의 위험성

염증이 생기면 빨갛게 붓고 열이 나면서 아프고 조직의 기능이 떨어진다. 이런 대표적인 염증 증상이 없거나 아주 약하면서 염증반응이 지속하는 경우를 저강도 만성염증 상태라고 한다. 오랜 기간 면역이 저하된 상태를 의미한다. 감염이나 조직 손상으로 염증반응이 있을 때 간에서 만들어지는 단백질인 CRP 수치로 염증의 정도를 측정하는데, hs-CRP는 미세한 염증반응까지 측정하므로 만성염증의 지표가 된다. 그러나 저강도 만성염증의 경우에는 hs-CRP 수치조차 정상인 경우도 있다.

혈액 수치는 정상이더라도 이유가 분명치 않은 만성피로, 설명하기 어려운 온몸 곳곳의 다양한 불편감과 통증은 저강도 만성염증의 대표적인 증상이다. 정확히 정의하기도, 진단하기도 어렵지만, 내장비만, 인슐린 저항성, hs-CRP, LDL 수치, 허리둘레 등을 종합적으로 고려해서 저강도 만성염증이라 판단하게 된다. 혈압과 공복혈당의 이상, 중성지방과 콜레스테롤 수치 이상, 복부비만이 있을 때 대사증후군이라고 한다. 인슐린 저항성이 주요 원인인 대사증후군은 혈관 내 염증과 응고를 계속 유도하므로 저강도 만성염증과 매우 밀접한 관련이 있다. 한국인의 10% 정도가 저강도 만성염증에 해당한다고 하지만, 고령이라면 훨씬 확률이 높아질 것이다. 대사증후군이 있거나 성인병, 염증성 질환까지 동반된다면 몸은 염증성 환경에 단단히 사로잡혀 있는 것이다.

대표적인 성인병인 당뇨병이 있으면 상처 치유가 늦거나 완전치 않다. 백혈구 기능은 떨어지고, 세포는 빠르게 노화된다. 게다가 당독소가 만들어져 피부의 구조를 일그러뜨리고 염증과 활성산소종을 만든다. 당뇨 환자는 상처 복구 부위에 필요한 줄기세포가 부족한 경우가 많다. 혈관이 제대로 만들어지지 못하고 미세혈관까지 상한다. 조직에 산소 공급이 막혀 저산소 상태가 되고 동맥혈관질환과 말초신경병증까지 합세한다. 당뇨의 무서운 합병증인 당뇨발, 낫지 않는 당뇨병성 족부궤양의 진행 기전이다. 당뇨는 몸 전체를 만성염증화하고, 만성염증은 내분비계를 교란하여 고혈당이 되게 한다. 혈당이 조절되지 않는 암 환자는 치유에 대한 반응이 느리게 된다.

급성염증은 일시적인 감염과 상처가 원인이지만, 만성염증, 특히 저강도 만성염증의 원인은 생활 습관에 있다. 건강하지 못한 식사, 불충분한 수면, 직간접 흡연, 운동 부족, 오염된 공기, 노화, 심지어 사회적 고립이나 정신적인 문제가 만성염증의 원인으로 알려져 있다. 무엇보다도 식습관이 특히 중요하다. 염증을 일으키는 식품 섭취는 당장 끊어야 한다. 질병 중에서도 오랜 시간 지속되는 염증성 질환들, 높은 혈압, 수면 무호흡, 비만, 척추의 질환, 다낭성 난소 증후군 같은 질환도 저강도 만성염증의 중요한 원인이다. 생활 습관의 교정 없이는 몸의 염증성 환경을 바꿀 수 없다.

앞에서 염증반응은 인지질이 아라키돈산으로 변하는 것에서 시작된다고 언급했다. 내장지방은 염증을 만들어 내는 공장과 같다. 특히 뱃살, 복부지방은 염증의 시한폭탄이다. 지방세포에서 염증 물질이 계속 솟아 나온다. 과도하게 축적된 지방은 면역계의 입장에서 공격 대상이다. 염증성 사이토카인이 쉴 틈 없이 활성화되고 활성산소 폭탄이 계속 퍼부어진다. 이와 동시에 신진대사는 교란되므로 몸에 지방이 더 쌓이는 악순환이 된다. 끊임없이 만들어지는 염증 물질들은 내분비계를 교란하여 갑상선 기능 이상, 고혈압, 당뇨, 심근경색, 뇌졸중과 같은 심혈관계 질환, 치매, 류머티스 관절염을 비롯한 자가면역질환, 그리고 암으로 발전한다.

만성염증과 면역억제

바이러스 감염이나 암세포 생성이 감지되면 잠자던 T 임파구가 활성화된다. 활성화되어 감염원을 공격하는 T 임파구를 CD8+ T cell로 표기한다. 암세포가 만들어진 초기에는 CD8+ T cell이 암을 제거한다. 그러나 몸이 만성적인 염증 환경에 놓여 있거나 암이 어느 정도 진행된 이후에는 싸우지 않는 T 임파구가 되어 버린다. 면역계가 눈이 멀어서 적군을 공격하지 못하는 것이다. T 임파구와 암은 에너지를 얻는 경로가 겹친다. T 임파구는 감염에 즉시 대항하기 위해 빠르게 에너지를 공급받게 되는데, 이것을 암이 훔쳐 간다. 암의 세력이 점점 커져서 에너지 공급을 암에게 계속 빼앗기게 되면 면역계는 더욱 힘을 쓰지 못한다.

염증이나 암이 해결되지 않고 계속되면 T 임파구는 점차 기능을 잃고 고갈된다. 시간이 갈수록 면역억제 요인들이 계속 증가한다. 면역을 억제하는 사이토카인들과 형질전환 성장인자(TGF-β)의 역할이 점점 커진다. 공격력을 잃어가는 T 임파구에는 PD-1, LAG3와 같은 면역관문, 즉 면역 체크포인트가 발현된다. T 임파구가 면역관문을 발현하고 있다는 것은 싸우지 못하게 되었다는 뜻이다.[24] 조직에 에너지 공급이 부족한 상황, 저산소 환경, VEGF-A도 면역관문을 발현하게 해서 T 임파구의 힘을 빼고 면역을 억제한다. 면역관문을 무력화해서 힘 빠진 면역력을 다시 되살리는 것이 면역 항암제의 개념이다. 면역관문이 매우 다양하고, 면역억제 기전들이 복잡하게 얽혀 있기에 면역을 되살릴 때는 천연물을 동시에 적용하는 통합요법으로 접근해야 한다.

---

24 https://www.nature.com/articles/ni.2035

염증과 암

상처와 감염에 대항한 염증반응은 우리 몸을 지키는 정상적인 방어 메커니즘이다. 반응의 양상은 사실 개인마다 다르다. 어떤 사람은 작은 상처쯤은 쉽게 낫지만, 어떤 사람은 매번 곪고 열이 나고 고생한다. 어떤 사람은 곰팡이 감염에 약하고 어떤 사람은 상시적인 바이러스 감염 상태에 놓여 있다. 염증반응은 건강 상태에 따라서도 그때그때 다르다. 평소라면 대수롭지 않았을 상처가 질병 상태에서는 큰 감염으로 발전한다. 어쨌든 염증반응은 감염에 대한 공격과 상처의 수복 과정을 포함한 인체의 기본적인 기능이다.

다양한 감염원에 맞추어 대항하고 내 몸의 상태에 적응하는 염증반응의 섬세한 단계들을 암은 조목조목 이용한다. 더 나아가 암은 염증반응을 이용하려고 계속해서 주변에 염증을 유발한다. 염증이 만성화되면 암은 계속해서 성장 동력을 지원받는다. 질병의 진행과 노화로 몸이 염증성 환경에 놓이면 암의 씨앗이 싹터 자라기 쉬운 토양이 되는 셈이다. 암을 예방하고 치료할 때는 염증성 환경의 교정부터 시작해야 한다.

열방상담소를 찾는 암 환자의 혈액 수치를 보면, 염증과 관련된 수치들이 대부분 비정상이다. 사람마다 암종마다 치료를 위한 전략은 다양하지만, 반드시 염증을 해결하는 전술이 포함되어야만 효과를 볼 수 있다. 천연물을 이용한 통합요법은 강력한 염증 교정 방법이다. 암 환자의 염증은 대개 만성화되어 있어서 교정하는데 꾸준한 인내의 시간이 필요하다. 염증을 유발하는 식습관과 생활환경을 바꾸고 관리를 계속하면 어느덧 염증과 관련한 수치들이 조금씩 움직이기 시작한다. 그 수치들의 정상화가 확인되면 곧 암 치료에서도 좋은 결과를 보게 되는 경우가 많다. 염증과 암은 함께 나빠지고 함께 좋아진다.

꿀팁 🐝

정상적인 치유 과정을 암이 이용한다는 점이 중요하다.
반복되는 만성염증은 암과 관련이 있다.
염증을 일으키는 식품 섭취를 끊어라.
염증과 암은 함께 나빠지고 함께 좋아진다.

Chapter 5.

암은 유전이 아니라
환경이다

90세의 카터 대통령을 살린 항암제가 있다

암 진단과 수술의 충격이 사라지기도 전에 환자들은 항암제 투여 문제를 두고 또다시 고민에 빠진다. 이름이 낯선 항암제를 맞아야 하고, 탈모와 통증 등 항암제 부작용 생각만으로도 너무나 두려워진다. 그러나 항암제의 종류, 장단점과 부작용을 파악하고 있다면 두려움을 극복하고 대처할 능력이 생긴다. 항암제에 대한 이해를 높임으로써, 상담소에 내방한 환자가 생각보다 수월하게 항암을 해내는 모습도 종종 보게 된다. 항암제의 장점은 최대한 이용하면서 천연물 보충제를 병행해서 부작용을 줄여 나가는 것이 좋다.

암이 빠르게 증식하는 특징을 이용한 것이 세포독성 항암제다. 세포분열을 억제하는 것이다. 알킬화 항암제는 DNA 손상을 일으켜서 암세포를 죽게 한다. DNA 복제를 억제하거나 분열 과정의 미세소관 작용을 억제하는 항암제도 여기에 속한다. DNA에 결합하여 DNA 나선 구조에 변형을 가져와서 암세포를 파괴하는 항생제 계통도 있다. 세포독성 항암제는 빠르게 증식하는 모든 세포를 찾아 무차별 공격하고 분열 과정을 방해한다. 화학 항암제라고도 하며, 가장 먼저 연구 개발되었기에 1세대 항암제라고도 불린다.

세포독성 항암제는 증식이 빠른 정상세포까지 공격하기 때문에 부작용이 일어난다. 구강부터 항문까지의 점막조직을 공격하므로 구내염, 구역, 구토, 설사가 생긴다. 모낭을 공격하므로 머리카락이 빠진다. 골수 기능 억제로 적혈구, 백혈구, 혈소판, 호중구 등의 생성이 저하된다. 신경계 손상으로 나타나는 증상이 손발 저림이다. 심장과 폐, 콩팥, 방광, 생식기관도 손상을 입는 경우가 있다. 피로감도 중요한 부작용이다. 이런 증상들은 항암제의 종류와 환자의 상태에 따라 다르게 나타난다. 항암요법이 끝난 후 곧 회복되기도 하고 몇 년 이상 지속하거나 영구적인 경우도 있다.

2세대 항암제는 표적 항암제이다. 1953년 왓슨과 크릭이 DNA 이중나선 구조를 밝힌 이래, 분자생물학 및 관련 학문의 발전에 따라 개발되었다. 암세포에서 과도하게 발현되는 단백질이나 항원을 표적 삼아 공격한다. 만성골수백혈병 환자의 95%가 BCR-ABL 융합 유전자 변이 때문에 암이 생긴다. 일명, 필라델피아 유전자다. 글리벡은 필라델피아 유전자에 의한 티로신 키나아제의 과도한 작용을 억제하는 세계 최초의 표적 치료제이다.

EGFR 양성이라는 표현은 상피세포 성장인자 수용체의 활성이 과도하다는 뜻이다. EGFR, HER2, VEGFR, PDGFR과 같은 성장인자 수용체 양성이 확인되거나, CD20 등의 암세포 표면 항원 양성이 확인되면 해당하는 표적 항암제를 쓸 수 있다. 암의 성장에 호르몬 수용체의 활성이 높은 경우, 그 수용체 작용을 억제하거나 호르몬 생성을 억제하는 항암제를 쓰는 것도 이 개념이다. 다만 조직검사로 표적이 확인되어야만 쓸 수 있다는 단점이 있다. 비소세포 폐암에서 EGFR 양성이 확인될 확률은 35~50% 정도이다. ALK 변이가 나타날 확률은 5% 이하이다.

표적 항암제 역시 부작용이 있다. 오심, 구토와 탈모가 있을 수 있고, 피부발진과 골수 억제, 근육 경련과 뼈의 통증도 나타난다. 두통과 피로감, 식욕 저하, 코피를 유발하기도 한다. 오래 사용하면 약물 내성도 생긴다. 세포의 분자생물학적 기전은 서로 연관되고 중복되어 있어서, 하나의 작용을 억제하면 다른 작용이 이를 메꾼다. 암 중식 경로 하나를 막아봤자 다른 경로가 더욱 활발해져 결국 항암제 효과가 없어지는 때가 온다.

면역 항암제는 면역관문 억제제, 면역세포 치료제, 치료용 항체, 항암 백신 등이다. 3세대 항암제라고도 하며 가장 대표적인 것은 면역관문 억제제이다. 면역은 외부 침입 인자나 암세포에 대항해 싸우는 것이 전부가 아니다. 그 싸움으로 우리 몸도 상할 수 있기에 적당한 조건이나 시점에 싸움을 억제하는 기전도 함께 갖추고 있다. 이것이 면역관문의 기능이다. 암세포가 이 기능을 이용해 면역계의 공격을 피한다.

면역 항암제는 암세포의 면역 회피 전략을 무너뜨린다. 기능을 잃었던 면역계를 일깨워 후천면역의 세포성면역을 담당하는 T세포가 암세포를 공격하도록 하는 것이다. 미국의 지미 카터 전 대통령이 90세에 뇌 전이 된 4기 흑색종을 진단받았다가 키트루다라는 면역 항암제로 치료하고 완치 판정을 받았다.

면역 항암제는 1세대, 2세대 항암제에 비해 부작용이 적은 편이고, 증상도 가볍다. 피부발진과 가려움, 손발톱 주위염, 설사, 복통, 호흡 문제, 관절통과 피로감이 나타날 수 있다. 간혹 치명적인 부작용도 나타날 수 있으니 잘 살펴야 한다. 면역 항암제의 가장 큰 부작용은 면역계가 과도하게 활성화되어 정상세포까지 공격하는 자가면역질환이다. 면역 항암제를 투여 중인 환자에게 자가면역질환 부작용이 나타나면 더 이상 사용할 수 없게 된다. 게다가 고 진행성 종양으로 진행될 가능성이 70대 이상의 연령층에서 나타난다는 연구가 있다.

면역계가 살아나려면 시간이 좀 걸린다는 것과 약값이 상대적으로 비싸다는 점도 면역 항암제의 중요한 단점으로 지적된다. 면역 항암 단독요법의 치료에 반응을 나타내는 비율은 20% 이하이다. 나머지 80%에게는 처음부터 반응이 없는데, 갈렉틴-3 단백질의 활성이 높은 경우가 여기에 포함이 된다. 면역억제 기전이 복잡하고 중첩되어, 한 기전을 막아도 다른 기전이 작동해서 면역 항암제의 효율을 떨어뜨리는 것이다. 항암제 두 가지 이상을 함께 써서 치료 효율을 높이고 있지만 모든 환자에게 적용하기에는 한계가 있다.

여왕벌인가, 일벌인가는
먹이에 따라 달라진다

사람의 23쌍 염색체에 실린 약 30억 개의 DNA 염기쌍 순서를 모두 알아내려는 인간 게놈 프로젝트가 1990년부터 10여 년 동안 진행되었다. 인간 유전자지도를 완성하면 노화와 암 같은 난치병과 건강의 어려운 문제들이 해결되리라 기대했다. 프로젝트가 완성되었을 때 기대했던 만큼 실망도 컸다. 사람이 원시적 생명체보다 훨씬 복잡한데도 유전자 수는 예상만큼 큰 차이가 없다는 것이 드러났다. 사람의 복잡성을 이해하기 위해서는 유전자의 발현 조절 연구가 더 필요하다는 사실을 알게 되었다.

꿀벌의 유전자는 여왕벌이나 일벌이나 같은 부모에게서 물려받았기에 모두 같다. 그러나 로열젤리를 먹는 기간에 따라 여왕벌이 될 것인가 일벌이 될 것인가가 정해진다. 유전자의 발현이 먹는 것에 따라 달라지는 예이다. 악어류와 일부 거북, 도마뱀은 부화 당시의 온도에 따라 성별이 결정된다. 피라미의 암컷은 수온이 지나치게 높으면 유전자형이 분명 암컷인데도 난소 대신 정소가 발달한다. 주위 환경에 따라 성 유전자의 발현이 바뀌는 것이다.

사람의 유전자는 하나의 세포, 즉 수정란에서 복제되었으므로 온몸의 모든 세포에 담긴 유전자는 동일하다. 그러나 간세포, 신경세포, 뼈세포 등 각 조직의 세포는 모양도 기능도 모두 다르다. 유전정보가 모든 세포에 똑같이 들어 있지만 세포마다 필요한 유전정보만 선택적으로 발현하는 것이다. 일란성 쌍둥이가 자라면서 다른 음식을 먹고, 다른 생활환경에서, 다른 습관을 갖고 살게 되면서 건강 상태가 달라진다. 유전자가 똑같은데도 나타나는 형질은 다른 것이다. 아주 어릴 때 헤어져 오랫동안 완전히 다른 생활을 해온 일란성 쌍둥이는 외모까지 달라지기도 한다.

H. F. 니주트(H. F. Nijhout)는 1990년에 발표한 논문에서 "유전자가 무엇인가 만들어 내려면 환경으로부터 오는 신호가 유전자의 발현을 활성화해야 한다"라고 했다. 미국 에모리 대학교의 레슬러와 디아스 교수 연구팀은 수컷 생쥐를 아몬드 향이 나는 화합물인 아세토페논에 노출할 때마다 생쥐의 발에 전기 충격을 주었다.[25] 이 수컷이 일반 암컷과 교배해 태어난 새끼들도 아세토페논 냄새를 맡으면 겁먹는 반응을 보였다. 게다가 그 새끼가 성장하여 낳은 후손들도 같은 냄새에 기겁했다. 유전자의 변화는 없었지만, 조상의 공포가 후대에 유전됨을 증명한 실험이다.

암과 심혈관질환 환자 중 유전적 요인만으로 발병한 사람은 5% 이내라고 한다. 암 대부분의 원인은 유전자 결함이 아니라 후성유전학적 변화를 일으키는 환경이다. 내 몸과 세포가 처한 환경이 암을 만드는 유전자의 발현을 활성화한다는 것이다. 그 환경을 바꿀 수 있다면 발암 유전자가 아니라 암 억제 유전자가 발현하도록 할 수 있

---

25 https://www.nature.com/articles/nn.3594

을 것이다. 후성유전학(Epigenetics)은 1942년 영국의 와딩턴(Conrad H. Waddington, 1905~1975)이 처음 제안한 용어로, 현재 활발하게 연구되고 있는 학문 분야이다. DNA 변화 없이 환경에서 시작된 신호로 유전자 발현이 조절되고, 이 정보가 다음 세대에 유전되기도 한다는 것이다.

암 치료의 개념을 바꾸다

건강과 질병에 관한 학문이 발달하면서 암 치료 방법도 계속 개발되었다. 수술과 방사선요법이 더욱 정교해졌고 항암제도 계속 개발되고 있다. 비교적 최근에 개발된 키메라 항원 수용체 발현 T세포(CAR-T)가 면역세포 치료제로서 몇몇 암에서 사용되기 시작했다. 양성자 치료에 사용되는 수소에 비해 12배 무거운 탄소 원자를 이용한 중입자 치료도 제한된 환자에게 실시되고 있다. 놀랍게 선진적인 기술로 개선된 치료 방법이 계속 도입되고 있지만, 다른 장기로 전이된 4기 암의 생존율은 변화가 미미하다.

암 치료가 어렵고 항암제에 내성이 생기는 이유 중 하나는, 암이 생기는 여러 과정이 복잡하고 중첩되어 있으며 상호 보완하기 때문이다. 예컨대 표적 치료제로 암 발현 표적 신호 한 가지를 교정해도 다른 신호 경로가 대신해 버린다. 면역 항암제로 한 가지 면역관문을 억제해도 다른 면역관문이 활성화되면서 내성이 생긴다. 항암제를 이용한 치료에서는 부작용도 고려해야 한다. 세포독성 항암제뿐 아니라 2세대, 3세대 항암제도 부작용이 상당하다. 작용기전이 서로 다른 항암제 두 가지 이상을 병용 투여하는 방법이 많이 쓰이고 있지만, 4기 암의 치료 목표는 완치보다는 생존 기간 늘리기에 불과한 경우가 많다.

암 치료율을 떨어뜨리고 내성이 생기게 하는 또 다른 이유는 암 줄기세포이다. 암 덩어리는 암세포와 암 줄기세포가 섞여 있다. 암세포는 수술로 제거하고 방사선요법과 항암제 요법으로 공격하면 어느 정도는 줄어든다. 암 줄기세포는 세포분열주기에 들어가지 않고 휴지기에 있는 경우가 많아서, 성장하는 세포를 공격하는 항암제나 방사선요법으로 없앨 수 없다. 암 줄기세포가 암세포를 계속 만들어내고 재발과 전이의 원인이 된다. 진단 당시에 이미 줄기세포가 많은 암도 있고, 항암제나 방사선요법의 결과로 암 줄기세포가 활성화된 암도 있다. 암 치료의 핵심은 암 줄기세포를 억제하는 것이다.

유전자 돌연변이가 쌓여서 암을 일으키고 면역력이 떨어져 암이 진행되었다는 설명에 더하여, 후성유전학적 연구가 암의 이해에 필수다. 후성유전학에 따르면 암을 일으키는 유전자의 발현은 증가하고, 암을 억제하는 유전자의 발현은 감소한다는 것이다. 식생활과 스트레스, 생활 습관과 주위 환경이 유전자의 발현 조절에 영향을 준다. 환경의 영향은 세포에 보내는 신호의 형태로 세포막을 통해 전달되고 복잡한 과정을 거쳐 세포핵 안에 있는 DNA 발현의 ON/OFF 스위치를 끄거나 켠다.

사람은 수정란에서 배아, 태아기를 거치면서 분화하고 태어나 성장하여 어른이 된다. 어른이 되었는데도 배아 시기에 발현하던 유전자를 발현한다면 배아기로 거슬러 간 것과 마찬가지이다. 분화 과정을 역행해 가므로 역분화라고 한다. 조직검사지에 보이는 well/moderately/poorly differentiated 또는 undifferentiated라는 표현은 암세포의 역분화가 얼마나 진행되었는지 나타낸다. 최근에는 종양 등급(Tumor grade)으로 좀 더 세분화하여 표기한다. 역분화가 많이 되었을수록 줄기세포 발현이 많고 예후가 나쁜 편이다. 역분화한 암을 다시 정상적으로 분화하도록 해서 무한 증식하는 암의 세력을 꺾고 세포의 기능을 정상으로 되돌리는 것이 궁극적인 암 치료다.

세포막은 인지질 이중층으로 되어 있는데, 세포 안팎으로 물질이 드나들고 상호작용을 하기 위해 다양한 통로가 마련되어 있다. 세포막의 각종 수용체가 세포 밖에서 오는 신호를 포착한다. 신호의 의미가 세포 안으로 전달되고 세포핵에 도달하여 핵 안 DNA의 특정 부분이 발현되게 한다. DNA에 유전정보가 모두 들어 있지만, 그중 어느 정보를 발현할 것인가를 결정하는 것은 유전정보 자체가 아니라 주변 환경과의 상호작용이다. 줄기세포를 만들기 위해 세포막에 전달되는 신호는 Wnt 단백질, Hedgehog 단백질, Notch 리간드가 대표적이다. 이 신호들이 세포에 작용하면 DNA에서 줄기세포 전사 인자인 OCT4, SOX2, NANOG를 발현시키고 분화를 억제하면서 세포의 증식을 촉진한다.

대장암의 시작, Wnt를 제압하라

Wnt 단백질은 대장암의 주요 성장 신호이다. Wnt 단백질이 세포막의 수용체인 Frizzled 단백질과 결합하면, 세포 안쪽의 β-카테닌(β-catenin) 분해를 막는다. β-카테닌의 농도가 증가하면 핵 안으로 들어가 사이클린-디1(Cyclin-D1) 단백질 발현을 유도한다. 사이클린-디1은 종양표지자의 하나로, 세포를 증식시키는 역할을 한다. 전립선암의 20% 정도에서 β-카테닌의 과도한 활성이 발견된다. Wnt 단백질은 대장암과 전립선암 외에도 간암, 난소암, 자궁내막암, 흑색종 등 다양한 암과 관련이 있다.

염증 경로인 COX-2 - PGE2가 Wnt 단백질을 활성화하는 반면, 항염증 천연물인 유수근, 유백피가 Wnt 신호를 잠재운다. 알로에, 대황, 호장에 함유된 에모딘 성분도 Wnt 신호 차단 효능이 있다. β-카테닌을 분해하는 천연물로 후박의 호노키올 성분과 음양곽의 이카린이 대표적이다. 후박이 가장 널리 쓰이지만, 뼈 전이가 있는 경우에는 음양곽이 효과적이다. 자귀나무 껍질인 합환피는 β-카테닌을 분해하면서 불안한 마음을 다스리는 효과도 있다. 대장 점막의 반복된 염증이 신호로 작용해서 암을 성장시킨다는 후성유전학적 설명을 이해하고, 각 과정을 차단하는 천연물을 종합적으로 이용하여 암의 세력을 꺾는 전략을 써야 한다. 염증성 환경의 교정이 선행되어야 하는 것은 물론이다.

뇌종양 줄기세포 증식인자를 깨우는
Hedgehog 신호

염증이 있을 때 분비되는 인터루킨-6(IL-6) 사이토카인이나 여러 가지 환경 요인들이 Hedgehog 단백질을 활성화한다. 이 신호는 Patched라는 이름의 세포막 수용체에 결합해서 GLI1-BMI1이라 명명된 신호 전달 경로를 활성화한다. 이 경로는 줄기세포 증식을 유도하고, 분화 유전자들을 억제한다. 암 억제 유전자 TP53과 세포주기 억제 유전자 RB의 작동을 억제하여 세포의 암 억제 메커니즘을 무력화한다. GLI는 뇌종양 줄기세포 증식인자로 알려져 있는데 실제로는 다양한 암과 관련되어 있다.

Hedgehog 신호 시스템은 콜레스테롤 대사 경로와 관련이 깊고, 태아의 손가락과 발가락을 열 개로 만드는 과정에 관여한다. 1960년대 임산부의 입덧에 널리 사용되었다가 수많은 팔다리 기형아를 만든 탈리도마이드의 메커니즘에 Hedgehog 경로가 관련이 있다. 탈리도마이드가 Hedgehog 신호를 차단하는 작용을 역으로 이용하여 다발성골수종의 항암 치료와 한센병의 치료에 쓰이고 있다.

혈중 콜레스테롤 수치가 높을 때 처방받는 스타틴 계열의 약물이 Hedgehog 신호에 대한 억제 작용이 있다. 천연물로는 황련의 베르베린과 십자화과 식물의 설포라판이 Hedgehog 신호를 억제한다. 김치로 담가 먹는 갓, 브로콜리, 케일 등이 Hedgehog를 억제하는 좋은 식재료이다. 또한 천연물 보충제 BRM270도 BMI 경로에 대한 억제 효과가 있다.

Notch 수용체는 줄기세포 증식과 면역억제에 관여한다

염증성 사이토카인 인터루킨-6(IL-6)이 Hedgehog 신호뿐 아니라 Notch 수용체도 활성화한다. 수용체에 결합하는 물질을 리간드라고 하는데, Notch 수용체에 결합하는 리간드는 DLL1, DLL3, DLL4, Jagged1, 그리고 Jagged2 등이다. 임신하면 분비가 증가하는 프로게스테론 호르몬도 Notch 수용체를 활성화한다. Notch 수용체가 활성화되면 상피-간엽 전환을 촉진하고 줄기세포 증식을 유도하며 면역도 억제한다. 면역 항암제를 투여하는 경우 Notch 수용체 억제 천연물을 함께 복용하면 항암의 효과를 높일 수 있다. 아출, 강황에 함유된 커큐민이 Notch와 NF-κB 신호 전달 체계를 억제해서 암의 성장을 늦추고 암세포를 사멸한다.

세포막에 전달되는 신호로 인해 벌어지는 사건 중 대표적인 것 한두 가지씩만 설명했다. 실제로는 신호 한 가지가 다양한 일을 한꺼번에 일으킨다는 점이 매우 중요하다. 게다가 다른 신호가 같은 결과를 일으키기도 한다. 신호와 전달, 그 결과들은 서로 중복되고 겹쳐 있어서, 하나의 신호가 차단되어도 다른 신호가 작용해서 결국 암 줄기세포가 발현되고 세포가 증식한다. 항암 치료 시 나타나는 내성의 원리다. 해결책은 항암제로 하나의 신호를 억제할 때, 연관된 다른 여러 신호를 차단하는 천연물 복합제를 함께 이용하는 것, 즉 통합 치료이다. 나아가 신호가 오는 근원인 세포의 환경 자체를 교정해야 한다. 암 환자의 식생활을 조절하고, 생활 습관을 교정하고, 주변 환경을 바꾸고, 마음가짐을 달리해야 하는 이유다.

5-3
몸의 환경이 유전자 발현을 조절한다

DNA 메틸화(Methylation)

DNA의 유전정보는 메신저 RNA로 전사되어 핵을 빠져나와 리보솜에서 번역 과정을 거쳐 단백질로 만들어진다. 세포막에서 신호로 작용하는 Wnt 단백질, Hedgehog 단백질, Notch 막 수용체 단백질도 모두 이 과정에 의해 만들어진다. 이 모든 단백질에 대한 유전정보가 DNA에 이미 다 들어 있는 것이다. 이 정보는 어느 경우에 작용하고, 어느 경우에 잠잠할까? 어떤 방법으로 조절하는 것일까?

DNA를 구성하는 4개의 염기는 아데닌, 티민, 시토신, 구아닌이다. 구아닌 바로 앞 순서로 시토신이 오고, 그 시토신의 특정 탄소

(5번 탄소)에 메틸기가 붙었을 때 DNA 메틸화되었다고 한다. DNA 메틸화가 얼마나, 어디에 되었는가는 조직과 세포의 유형에 따라 다르다. 시토신(C)-구아닌(G)이 집중적으로 반복되는 구간을 CpG 섬(CpG island)이라고 한다. 가운데 p는 인산기를 의미하는데, 시토신과 구아닌이 상보적으로 쌍을 이룬 결합이 아니라 염기의 순서가 시토신 다음 구아닌이라는 뜻이다. DNA에서 메신저 RNA로의 전사를 조절하는 프로모터에 CpG 섬이 존재하는 경우가 있다. 이 부위가 메틸화되면 유전자 발현이 안 된다. 유전자 발현의 스위치가 꺼지는 것이다. 유전자 침묵이라고도 한다.

CpG 섬은 종양 억제 유전자의 프로모터에 많이 존재한다. 암 환자의 종양 부위에서 종양 억제 유전자 프로모터의 CpG 섬이 과도하게 메틸화되어 있다. 종양 억제 유전자 발현이 억제된 것이다. 더욱 중요한 점은 메틸기가 이 부위에 집중되다 보니 유전체 나머지 부분의 메틸화가 부족해진다는 점이다. 배아 시기에는 활발하게 작용했지만 태어나 어른이 된 다음에는 꺼져 있어야 할 줄기세포 관련 유전자들이 다시 켜져서 발현된다. 암 억제 유전자는 꺼지고, 암 증식 유전자는 켜진다. 식생활에서 메틸기 공급이 부족하다면 이 현상이 더욱 두드러진다.

암 치료의 시작은 메틸기 함유 엽록소가 풍부한 녹황색 채소를 충분히 먹는 것이다. 한편 술을 해독하는 과정에서 메틸기가 배설된다. 메틸기 공급도 제대로 안 하면서 음주까지 한다면 암 발병 확률이 커진다. 효모에는 메틸기를 갖는 메티오닌, 콜린이 충분히 함유되어 있다. 메틸기가 많은 베타인은 우슬과 구기자에 들어 있다.

섭취한 메틸기가 메티오닌에 붙으면 SAM(s-adenosylmethionine)이 되어 DNA에 메틸기를 전달해 준다. 이 과정에 비타민 B6, B12, 엽산이 관여한다. SAM을 만드는 효소가 메티오닌 아데노실 전이 효소 1(MAT1)인데, 염증과 관련된 NF-κB와 AP-1(Activator protein-1) 등에 의해 발현이 억제된다. 만성염증이 있으면 메틸기가 아무리 충분해도 DNA 메틸화가 제대로 안 된다는 뜻이다. 암 관련 유전자가 깨어날 확률이 높아지는 것이다.

STAT3 신호가 DNA 메틸화효소1(DNMT1)를 활성화해서 암 억제 유전자를 메틸화, 즉 작동을 꺼버린다. STAT3를 억제하는 유전자는 SHP-1이다. SHP-1 유전자를 활성화하는 것으로 알려진 천연물은 두충, 후박, 대황, 호장, 자근이다. 개똥쑥과 고목도 STAT3 활성을 억제한다. TET1(Ten eleven translocation 1)은 과도한 메틸화를 제거하는 효소이다. 억제된 종양 억제 유전자를 다시 활동하게 만드는 역할을 한다. TET1을 활성화하려면 세포 환경에 산소가 충분해야 하며, 천연물 아출과 천연 비타민 C가 도움된다.

히스톤 단백질 변형

사람 체세포의 핵 안에 들어 있는 DNA를 늘어놓으면 2m가 넘는다. 긴 가닥이 세포핵 안에 다 들어가는 비결은 히스톤 단백질을 이용해 강하게 압축하고 차곡차곡 정리해 넣는 것이다. 히스톤 단백질은 염기성 아미노산인 아르기닌과 라이신이 풍부해서 양전하를 띤다. DNA의 인산기는 음전하를 띠므로 히스톤 단백질과 DNA가 단단하게 결합하게 된다. DNA가 히스톤 단백질에 감기듯 결합하고 모여서 뉴클레오솜이 되고, 차곡차곡 쌓여서 염색체를 구성한다. 이렇게 단단히 응축된 상태에서는 DNA의 복제나 전사를 할 수 없다.

세포 증식을 위해 DNA를 복제하거나 유전자 발현을 위해 전사를 하려면 응축이 풀려야 한다. 히스톤 단백질에 아세틸기를 붙여 양전하를 없애면 DNA 가닥과의 결합이 풀린다. 복제나 전사가 끝나면 히스톤의 양전하를 다시 회복시켜 응축되게 해야 한다. 히스톤 단백질에 아세틸기를 붙이는 효소가 히스톤 아세틸화효소(HAT)다. 아세틸기를 떼어 다시 응축하게 하는 효소가 히스톤 탈아세틸화효소(HDAC)이다. 히스톤 탈아세틸화효소 억제제(HDAC inhibitor)는 히스톤 응축이 풀린 상태가 유지되게 하므로 유전자 발현을 계속하게 만든다.

히스톤 탈아세틸화효소 억제제로 조절되는 유전자는 전체 유전자에서 1~2% 정도이다. 그중에 암 관련 유전자들이 많이 포함되어 있고, 대부분 HDAC 2가 관련되어 있다. 피부암, T세포 림프종, 후두암, 갑상선암, 방광암 등에 히스톤 탈아세틸화효소 억제제들이 FDA 승인을 받았고, 몇몇 암에서 임상 시험이 진행 중이다. 간질약인 발프로산이 히스톤 탈아세틸화효소 억제제로 작용하는 점을 이용하여 이 성분을 함유하는 천연물인 길초근을 응용한다. 미역이나 다시마 같은 해조류를 먹었을 때 장내 미생물에 의해 생성되는 낙산(뷰티르산)도 히스톤 탈아세틸화효소 억제제 작용을 한다. 그래서 대장암 환자는 해조류를 반드시 섭취하는 것이 좋다.

비암호화 RNA

인간 게놈 프로젝트가 완성된 이후, 다양한 생명체의 게놈과 비교 분석했을 때 역설적인 사실이 드러났다. 복잡하고 고등한 생물체라고 해서 단백질을 합성하는 유전자의 수가 비례해서 많지 않다는 것이다. 오히려 반대인 경우도 발견되었다. 인간의 게놈 중 단백질을 직접적으로 코딩하는 유전자는 2%에 지나지 않는다고 한다. 단백질을 만들지도 않으면서 전사되는 DNA 코드에서 유전자 발현 조절 전략을 엿볼 수 있다.

DNA에서 전사되지만, 단백질로 만들어지지는 않으면서 특정 기능을 하는 RNA를 비암호화 RNA(Non-coding RNA)라고 한다. 그중에서 20~30개 염기로 이루어지고, 유전자의 발현 조절 기능을 가진 것을 마이크로RNA(miRNA)라고 한다. 마이크로RNA는 메신저 RNA(mRNA)와 결합하여 번역을 억제하고 분해를 유도하여 유전자 발현을 막는다. 마이크로RNA는 다양한 생물에서 계속 발견되고 있고, 발견 순서에 따라 번호를 붙여 구분한다. 마이크로RNA에 따라 발암 유전자를 억제하는 것도 있고, 종양 억제 유전자를 억제하는 것도 있다. 천연물로 이루어진 BRM270은 마이크로RNA 128을 유도하고 마이크로RNA 21은 억제한다. 그 효과로 암 줄기세포 유전자 발현과 암세포 성장을 억제하고 항암제 내성을 줄여준다.[26]

마이크로RNA 중 대표적인 것으로 Let-7이라 이름 지어진 것이 있다. Lin28이라는 단백질과 겨루어 가며 분화와 역분화를 조절한다. 줄기세포와 암의 연구에서 가장 중요한 마이크로RNA로 꼽힌다. Let-7은 줄기세포가 체세포로 분화되게 하고 세포의 성장을 조절하는 인자로서 역할 한다. Let-7을 활성화하는 천연물 요법을 통해 말기암을 포함한 여러 암종에서 효과를 보고 있다. 트리스테트라프롤린 단백질이 Lin28 단백질 활성을 저해해서 Let-7을 활성화한다.[27] 루테올린

---

26 https://www.nature.com/articles/s41419-018-0277-7
27 https://academic.oup.com/nar/article/40/9/3856/1131193?login=false

이라는 플라보노이드 성분이 트리스테트라프롤린 단백질을 증강한
다.[28] 루테올린은 금은화, 선학초와 같은 천연물에 들어 있다. 쾌르세
틴, EGCG, 커큐민, 레스베라트롤이 Let-7 활성을 돕는다.[29]

비암호화 RNA 중에서 200개 이상의 염기로 이루어진 것을 긴 비
암호화 RNA(Long non-coding RNA, lncRNA)라 한다. 마이크로RNA가
mRNA에만 결합해서 특정 단백질 합성을 방해하는 것과 달리, 긴
비암호화 RNA의 결합 대상은 다양하다. mRNA에도 결합하지만, 펩
타이드, 단백질에도 결합하고, 핵 안의 DNA에도 결합하고, 마이크
로RNA와 다양한 분자에도 결합한다. 그만큼 다양한 작용을 통해서
선택적으로 유전자 발현을 조절한다.

포유류에서 가장 먼저 발견된 긴 비암호화 RNA인 H19와 XIST의
발현이 제대로 안 되면 다양한 종류의 암이 생긴다. 이들이 종양 억
제 기능을 한다는 점을 알 수 있다. 암 억제 유전자인 TP53의 발현에
도 여러 가지 긴 비암호화 RNA의 작동이 필수적이다. 긴 비암호화
RNA는 다양한 종양 억제 유전자의 발현을 조절하는 것이다.

---

28 https://www.mdpi.com/1420-3049/18/7/8083

29 https://www.mdpi.com/1420-3049/25/1/63

긴 비암호화 RNA는 암을 일으키는 유전자의 발현 조절에도 큰 역할을 한다. 담배를 피우면 STAT3가 활성화되어 HOTAIR(HOX transcript antisense intergenic RNA)라는 긴 비암호화 RNA의 발현을 높인다. HOTAIR는 상피-간엽 전환을 유도하고 전이를 일으키며 암 줄기세포를 만든다. HOTAIR는 폐암, 식도암, 위암, 대장암, 간세포암, 췌장암, 유방암을 비롯한 대부분의 암에서 예후를 나쁘게 한다. 갈근과 콩에 풍부한 제니스테인이 HOTAIR 발현을 억제한다.

후성유전학적으로 유전자 발현을 조절하는 인자들은 사람의 건강에 유리하게 작용할 수도 있고 불리하게 작용할 수도 있다. 건강한 삶의 환경은 건강한 몸을 만든다. 음주, 흡연과 같은 나쁜 생활 습관과 건강하지 않은 삶의 환경이 몸을 해치고 암을 유발하는 원인이 될 수 있다. 암을 치유하기 위해서는 생활 습관 교정뿐만 아니라 식이요법 및 천연물을 함께 적용하는 것이 유리하다. 후성유전학의 개념을 이해하고 암이 자라지 못하도록 몸의 환경을 바꿔야 한다.

> **꿀팁 🐝**
>
> 식생활, 스트레스, 생활 습관과 주위 환경이 유전자 발현을 조절한다.
> 역분화한 암세포를 정상으로 되돌리는 것이 암 치료의 핵심이다.
> 암이 자라지 못하도록 몸의 환경을 바꿔야 한다.

Chapter 6.

암 치료의 새로운 분야

6-1
왜 천연물인가?

항암제의 부작용을 낮춰주고 암을 억제하는 작용

일단 암에 걸렸다면 소수의 0기, 1기 환자 외에는 항암 치료를 피해 갈 수가 없다. 간혹 수술도 싫고 항암도 거부하고 자연 치유를 고집하는 환자가 있다. 이런 환자분이 찾아오면 무조건 병원 치료를 선행하라고 안내하고 있다. 0기 환자가 유방암 전절제 수술을 받아들이지 못하고 자연 치유로 표준 치료를 미루다 4기가 되는 환자도 있다. 수술의 공포를 극복하지 못하고 4기 환자로 더 독한 항암제를 써야 하는 상황이 된 것이다. 참으로 안타까운 사연이었다. 암의 단계마다 적절한 치료법이 있다. 본인의 생각대로 선택하는 것이 아니라, 병기에 맞는 최적의 방법을 찾고 실행해야 한다.

환자들의 가장 큰 공포와 어려움은 항암 치료에 있다. 세포독성 항암제의 독성은 다양하게 나타나고 누구도 피해 갈 수 없는 부작용과 증상이 다양하게 나타난다. AC로 불리는 아드리아마이신(Adriamycin), 싸이클로포스파미드(Cyclophosphamide)는 '빨간약'의 공포를 준다. 오심, 구토, 구내염, 탈모, 수족 증후군, 체온저하, 골수저하, 손발톱 변형과 관절 통증이 대표 부작용이다. 이 모든 증상이 거의 빠짐없이 항암을 하는 동안 나타난다. 세포독성 항암제는 빠르게 증식하는 세포에 작용하므로 암세포와 정상세포에 함께 손상을 준다. 암을 죽이는 독한 약이 정상세포에도 영향을 미치고 항암 치료가 끝나도 상당 기간 후유증이 남는다.

열방상담소의 요법은 항암을 하는 동안 부작용을 낮추고 부족한 영양소를 공급하는 방법을 제시한다. 병원의 치료요법은 항암을 하는 동안 비타민이나 영양보충제를 권하지 않고 있다. 항암 부작용을 겪는 환자는 일단 음식 섭취에 어려움이 있고, 섭취한 영양소의 흡수에도 한계가 있다. 음식을 소량 섭취해도 영양이 부족하지 않게 채워주는 방식이 적절하다. 열방상담소는 먼저 혈액검사지를 통해 영양 상태를 파악하고 부족한 영양소를 채워준다. 단백질 수치가 떨어진 환자에게는 식물성 단백질과 귀뚜라미 단백질 제제를 투여해 한 달 이내에 단백질 수치가 7점대에 오를 수 있게 한다.

백혈구가 떨어진다면 표고버섯과 흑미강 성분을 써서 수치를 올려줄 수 있다. 손발톱, 관절 통증을 예방하기 위해서는 액상 칼슘과 식이 유황을 쓴다. 다시마 유래의 미량 미네랄 성분을 처방한다. 환자는 세포독성 항암을 하면서 이런 보충제와 천연의 물질을 썼을 때 수월하게 이겨낼 수 있다. 폐에 흉수나 복수가 찬 환자들, 병원에서 손 쓰기 힘든 환자들의 회복도 적지 않게 볼 수 있다. 4기 환자여도 적절히 항암 요법과 천연물 보충제 요법을 병행한다면 기대 여명이 늘어날 수 있음을 보게 되었다. 천연물 요법의 가장 큰 장점은 별다른 부작용이 없다는 것이다. 항암 하면서 이런 성분을 섭취하면 간 수치가 올라가는 것을 염려한다. 오히려 적절한 천연물 요법은 항암으로 높아진 간 수치를 낮추게 한다.

만능 천연물: 커큐민

커큐민은 가장 연구가 많이 되어 있는 천연물이다. 카레 성분인 강황으로 잘 알려져 있다. 강황, 아출의 뿌리에서 분리한 폴리페놀 화합물이다. 커큐민은 하루 8g의 용량으로 독성 및 부작용이 없고 안정성이 입증되어 있다. 특히 정상세포에 독성 부작용이 없고 암세포를 선택적으로 사멸하는 기전이 보고되었다. 강황은 커큐민(70%),

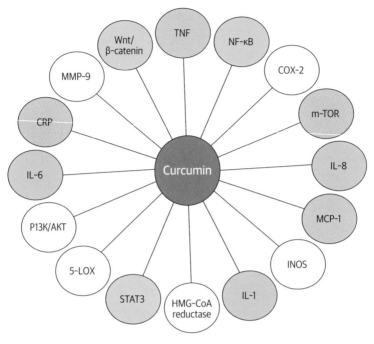

<그림 6-1> 커큐민의 암 줄기세포 억제

비스데메톡시커큐민(10~20%), 데메톡시커큐민(10%)의 세 가지 주요
활성 성분으로 구분된다. 가장 활성이 높은 성분이 커큐민이다.[30]

커큐민 섭취 시 생체에서 흡수력의 차이로 효과의 차이가 나타난
다. 일반적으로 커큐민의 흡수율은 1% 미만으로 낮은데, 그 이유는

---

30 DOI:10.1111/bph.12131 www.brjpharmacol.org

캔서 위너

물에 대한 용해도가 낮기 때문이다. 커큐민은 흡수되더라도 빠르게 체외로 배설되는 특징이 있다. 커큐민을 인지질 성분을 가진 세포막을 통과하도록 나노화 물질로 만들어 물에 대한 용해도를 증가시키는 것이 핵심 기술력이다. 커큐민 100 : 피페린 1의 비율로 위장관 흡수를 증가하고 체외 배설을 늦출 수 있다. 피페린은 후추에서 추출되며, 한방에서는 필발이라고 불린다. 필발 자체도 강력한 암 줄기세포 억제 효과가 있다.

커큐민, 필발, EGCG(녹차추출물), 회화나무(쾌르세틴), 호장근(레스베라트롤)을 함께 줄기세포 억제로 썼을 때 강력한 '상승효과'가 일어난다. 이 5가지는 부작용 없이 암 줄기세포의 여러 염증 경로, 특히 NF-κB 경로를 억제한다. 이 경로를 억제하면 STAT3, COX-2, IL6, m-TOR 등의 경로도 함께 제어하게 된다. 비인두암에서 TP53 유전자 발현을 강화하여 암을 억제하는 것으로 밝혀졌다. 비소세포 폐암에서 STAT3를 억제하고 COX-2를 억제하여 세포 사멸 유도를 하여 종양 성장을 억제한다. 커큐민은 HIF-1을 억제해서 저산소로 인한 혈관신생을 억제하는 것으로 알려졌다.

커큐민은 간 담도암의 AFP, IL-6의 유전자 발현을 현저히 억제하고 항산화 효소인 글루타치온 퍼옥시다아제(Gpx), 글루타치온 환원 효소(GR), SOD의 활동을 증가시켰다. 간 표지 효소인 AST, ALT와

지질 과산화 수치를 정상화한다. 다루기 어려운 암인 담관암 세포의 항증식 및 세포 사멸을 유도한다. 삼중음성 유방암의 EGFR 신호 경로를 억제하여 유방암 세포의 증식을 억제한다. 커큐민과 5-FU의 병행 요법은 항암제를 내성 없이 더 긴 시간 사용할 수 있게 하고 항암제의 효과를 증가시킨다. 방사선치료 중 경구 커큐민(6.0g/일) 섭취는 유방암 환자의 방사선 피부염의 중증도를 감소하는 것으로 보고된다. 진행성 및 전이성 유방암에 도세탁셀과 함께 3주마다 7일 연속 하루 6g의 커큐민 복용을 권장하기도 한다.

커큐민은 암세포의 여러 단계의 세포주기를 차단하여 암세포의 무질서한 증식을 억제할 수 있다. 종양의 전이에 관여하는 MMP(종양침투), E-cadherin(세포 접합 분리), VEGF(신생혈관생성)를 포함한 여러 분자 표적을 조절하여 난소암 세포의 전이를 억제한다. 시스플라틴에 내성이 생긴 난소암은 IL-6의 발현이 올라가고 염증 지수가 상승하게 된다. 커큐민을 시스플라틴과 같이 병용하면 시스플라틴 내성을 억제하고 염증 경로를 차단하게 된다. 파클리탁셀과 병행 시에도 항암 효과를 높인다. 난소암은 내성이 잘 생기는 다루기 어려운 암 중 하나이다. 난소암의 항암 요법과 커큐민을 병행하는 것이 재발과 전이를 막고 부작용을 막는 방법 중의 하나로 추천한다.

삼중음성 유방암의 대표 경로

암 줄기세포가 많이 발현된 암종은 골육종암, 뇌종양, 삼중음성 유
방암이다. 삼중음성 유방암은 1, 2기여도 예후가 좋지 않고 표준 치
료 후에 재발률이 상당히 높다. 재발, 전이된 삼중음성 유방암은 항
암제에 잘 반응하지 않기 때문에 유방암 중에서 4기 생존율이 낮은
편이다. 병원의 치료는 5년 생존율에 초점이 있다. 호르몬 양성 유방
암의 5년 생존율이 93%인 데 반해, 삼중음성 유방암은 재발할 경우,
12~18개월을 여명으로 본다. 뇌, 간, 폐, 뼈로 전이된 원격 전이인 경
우 삼중음성 유방암의 5년 생존율은 10%에 머물고 있다.

현장에서 삼중음성 유방암을 진료하는 의사의 솔직한 심정은 이렇다. 연세대 암센터의 손주혁 교수는 "약을 하나라도 더 쓸 수 있어야 삼중음성 유방암 환자에게 도움이 되는데, 치료하려고 해도 현재는 약이 없다." "환자가 멀쩡한 상태로 앞에 있는데, 할 수 있는 게 없다는 것은 진짜 괴로운 일"이라고 안타까움을 표현했다.[31] 전이성 삼중음성 유방암의 치료 효율을 높이기 위해서는 암세포의 성격과 어떤 경로로 암이 발생하는지, 어떻게 경로를 막아야 하는지에 대한 이해가 시급하다.

삼중음성 유방암의 조직검사지에 나와 있는 내용은 대표적으로 EGFR의 발현, BRACA1, 2 유전자 변이, P53의 변이도 정도일 것이다. EGFR 변이가 있는 경우에는 표적 치료제를 쓸 수 있다. BRACA 1, 2 돌연변이의 경우 평생 유방암 위험도가 45~80%이다. BRACA1의 변이를 보인 경우, 삼중음성 유방암과 P53에 양성인 경우가 많다. BRACA2 변이인 경우는 에스트로겐 양성, P53 음성인 경우가 많다. P53의 변이를 없애거나 꺼져 있는 유전자를 활성화할 수 있는 항암제가 없다. 삼중음성 유방암에 P53 변이는 약 60~70% 이다. 그래서 삼중음성 유방암은 기본적으로 세포독성 항암제를 쓰게 된다. 하지만 이마저도 1, 2기 치료 때 이미 썼다면 재발한 경우,

---

31 https://www.koreahealthlog.com/news/articleView.html?idxno=43438

쓸 수 있는 선택지가 없게 된다. 다음은 삼중음성 유방암이 발생하는 여러 경로를 나타낸다(화살표는 활성화, 밑줄 표시는 억제를 나타낸다).

- 삼중음성 유방암은 세포막 수용체를 활성화한다(EGFR, FGFR, VEGFR). 관련 표적 치료제를 쓸 수 있다. 삼중음성 유방암의 50%가 EGFR 과발현이고 세툭시맙(얼비툭스), 게피티니브(이레사)와 엘로티닙(타세바)을 쓴다. VEGFR 발현인 경우는 베바시주맙(아바스틴), 소라페닙(넥사바)를 쓴다.

- 삼중음성 유방암은 면역계를 눈멀게 한다. T세포에 PD-1, CTLA-4가 발현되어 면역 활동이 억제된다. 면역 항암제를 쓸 수 있고 키트루다가 처방된다. 2~3기 환자에게 키트루다와 세포독성 항암제를 병용하면 단독요법보다 재발, 전이, 사망률이 37%가 낮아진다는 보고가 있다.

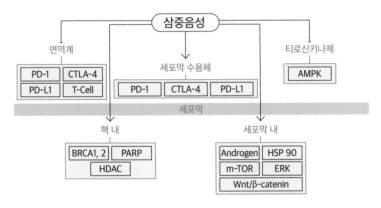

<표 6-2> 삼중음성 유방암의 신호 전달

- 삼중음성 유방암은 세포막 내에서 m-TOR 경로를 활성화한다. 이 신호는 콜레스테롤 합성 신호이고 염증 경로와 세포 성장을 하게 한다. 혈중 콜레스테롤 수치가 높은 환자는 이 수치를 낮춰야 한다. AMPK 억제로 인해 m-TOR이 활성화되는 기전이다. HSP90, Wnt/β-catenin 경로가 발현되므로 천연물로 막아야 한다. Hsp90은 VEGF, HIF-1, p53, Akt 등과 상호 작용한다. Hsp90의 억제제로 심바스타틴(고지혈증)을 쓰는 연구가 진행 중이다.

- 삼중음성 유방암은 세포핵 내의 HDAC(히스톤탈아세틸화효소)에 작용해서 유전자 발현을 억제하므로 HDAC 억제제를 써야 한다. 세포독성 항암제로 독소루비신이 주로 쓰인다. PARP 효소는 BRACA 돌연변이 세포의 생존력을 유지하기 위해 DNA 손상을 복구하는 역할을 한다. PARP 억제제로 린파자(올라파립)가 쓰인다.

- 삼중음성 유방암의 10~50%가 안드로겐 수용체의 과발현으로 인해 발생한다. 비칼루타마이드가 현재 임상 2상 연구로 쓰이고 있다.[32]

---

32 Natural Compounds in Triple-Negative Breast Cancer Cell Line. Molecules 2022, 27, 3661. https://doi.org/10.3390/molecules27123661

삼중음성 유방암을 제어하는 천연물

삼중음성 유방암은 한 경로를 막으면 다른 경로를 통해서 암의 증식, 전이를 일으키므로 다중 표적 요법을 쓰는 전략이 필요하다. 항암제에 내성이 생기고 전이가 계속 일어나는 4기 전이암의 치료에 천연물 요법은 부작용이 없고 안전하고 치료 효율이 높다. 열방상담소는 천연물 요법으로 삼중음성 유방암의 치료 효율을 높이는 처방을 구성했다. 항암제를 쓸 때도 천연물 요법을 병행하면 독성은 줄이고 암의 억제와 사멸 효과가 상승한다. 예를 들어 독소루비신을 쓸 때 제니스테인(콩)을 쓰면 시너지 효과가 나타난다.

EGFR이 세포막에 과발현하면 세포 내에 젖산 농도가 높아지고 이 결과로 면역계가 억제된다. 천연물인 길경, 차전자, 구기자, 녹황색 야채, 호장, 대황, 알로에를 써서 칼륨 공급을 해서 젖산을 중화하고 면역계를 활성화한다. 삼중음성 유방암은 지방세포(Adipocytes)가 늘어나서 IGF-1, VEGF, MMP가 활성화한다. 지방세포의 억제는 베르베린이 효과적이다. 베르베린은 높은 혈당도 낮추어서 YAP 경로를 제어할 수 있다. 삼중음성 유방암은 특히 당 조절과 혈중 지방산 농도를 제어하는 것이 핵심이라고 할 수 있다.

- 루테올린(Luteolin)은 당근, 셀러리, 브로콜리, 자소엽, 금은화, 면화자에 있는 성분이다. 루테올린은 상피-간엽 전환(EMT)를 억제하여 암의 침투 전이를 막고, Hsp90도 억제한다. VEGF도 억제하고 폐 전이 억제 효과가 있다. 젖산 분비를 촉진하는 LDH의 수치도 낮춘다. 암 줄기세포를 증식하는 Musashi는 항암, 방사선치료 시 활성화한다. 루테올린이 Musashi를 분해할 수 있다.

- 피페린(Piperin)은 흑후추에 들어 있고, 필발, 흑축의 알칼로이드 성분이다. 삼중음성 유방암의 세포주기의 G2를 억제하고 P53의 변이를 억제하고, 세포 이동과 전이를 막는다.

- 실리빈(Silibinin)은 유방암, 폐암에 작용하며 대계, 소계의 성분이다. MMP-2, 9를 억제, STAT3을 억제해서 주로 폐 전이를 억제한다.

- 아피제닌(Apigenin)은 진피, 청피, 선학초, 금은화, 후박의 성분이다. YAP 경로를 억제하여 다양한 암 줄기세포 발현을 낮춘다.

- 레스베라트롤(Resveratrol)은 알로에, 아출, 호장근에 들어 있다. E-cadherin, NF-κB, Vimentin을 억제하고 P53(암 억제 유전자)의 변이를 활성화할 수 있다.

- 제니스테인(Genistein)은 세포주기 G2/M기를 억제해서 암세포의 증식을 차단한다. Notch 신호에 작용해서 암 줄기세포 증식을 차단한다. BRCA 1 변이의 조절에도 관여한다.
  쿼르세틴(Quercetin)은 삼백초, 양파에 들어 있는 성분이다. P53(암 억제 유전자)의 활성을 유도하고 Bcl-2(암 증식 유전자)를 억제한다.

- 피세틴(Fisetin)은 포도, 사과, 딸기, 오이, 양파에 들어 있는 폴리페놀이다. PI3K/AKT 신호 전달을 차단한다.

- 진저롤(Gingerol)은 생강에 들어 있는 성분이다. 폐, 뼈, 뇌 전이를 억제한다. AKT, MAPK를 차단하고 MMP-2를 억제해서 전이를 막는다.

- 베르베린(Berberine)은 황련, 현호색에 있는 성분이다. 베르베린은 가장 광범위하게 여러 신호 전달을 차단한다. Wnt/β-catenin,

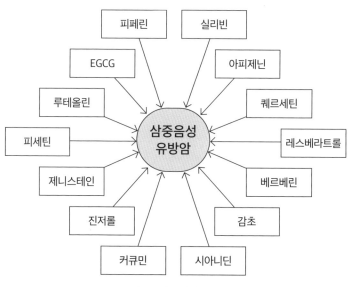

<표 6-3> 삼중음성 유방암을 막는 천연물

NF-κB, Hedgehog, m-TOR, EGFR, PD-1/PDL-1 등의 경로를
차단하여 암 줄기세포를 제어한다.

- EGCG는 녹차에 들어 있는 성분이다. Wnt/β-catenin 경로를 제
어한다.

- 시아니딘(Cyanidin)은 아로니아에 들어 있다. 세포주기에 작용하
고 에스트로겐 베타를 활성화하고 에스트로겐 알파를 억제한다.
EGFR도 억제한다.

6-3
보충제와 암의 치료

천연 항염증제: 박테리오신(Bacteriocin)

많은 질병은 박테리아 감염과 관련이 있다. 항생제가 많이 사용되지만, 광범위한 남용으로 인해 약물내성이 문제로 대두되고 있다. 내성이 없고 안전한 항균제 개발이 시급하다. 항균제 대용으로 쓸 수 있는 천연 물질이 박테리오신이다. 박테리오신은 다양한 미생물에 의해 생합성된다. 식품 매개 병원균의 제어를 위해 식품 방부제로 사용된다. 박테리오신이 잠재적인 임상 항균제 또는 면역 조절제로서 주목받고 관련 연구가 증가하고 있다. 항생제 내성 균주를 포함한 박테리아를 억제할 수 있다. 항균제 역할 외에 광범위한 암세포에 대한 억제 효과와 항염, 면역 조절 효과도 나타났다.

박테리오신은 염증 신호 경로를 억제하고 항염증 사이토카인 수치를 증가하여 면역 균형에 관여한다. 장 장벽의 접합 단백질의 발현을 촉진하고 장 장벽을 강화한다. 장은 소화기관이자 최대의 면역기관이다. 인체 내 면역세포의 70%가 장에 집중되어 있다. 장 점막에서 면역세포가 만들어지므로 장의 유익균, 유해균 비율이 중요하다. 유해균이 비율이 높은 상태에서, 특히 악성 유해균이 많을 경우 전신에 질병을 일으키는 원인이 된다. 암 환자의 장에는 특히 클로스트리디움균의 발현도가 높다. 이 균은 항생제로도 제거하기 힘든 악성 유해균에 속한다. 열방상담소는 토착화된 유해균 제거를 위해 박테리오신을 투여한다.

박테리오신은 항생제와 다른 기전으로 내성을 방지하고 항생제와 병용 투여도 가능하다. 박테리오신은 결핵균, 황색포도상구균, 반코마이신 내성 장구균, 클로스트리디움 디피실레균, 대장균과 살모넬라 등의 그람음성균에도 항균 효과가 있다. 현재 바이러스 치료제는 바이러스의 복제를 억제하는 DNA 폴리머라제 활성 억제제를 쓴다. 그러나 바이러스는 돌연변이를 일으키고 약물내성을 쉽게 갖는다. 박테리오신은 단순포진 바이러스 1형과 2형(HSV-1, 2)에도 효과를 보이고, 항바이러스 효과도 보인다. 인간에게 342종의 기생충과 70종의 원생동물 기생충이 영향을 주고 질병을 일으킨다. 박테리오신은 기생충에 대한 억제 효과도 보고되었다.

다른 효과는 암세포의 광범위한 세포 사멸을 유도한다. 세포막에 구멍을 내서 젖산탈수소효소(LDH)의 세포 외 방출을 증가한다. 세포 내 세포 사멸 지수(Bax/Bcl-2)를 증가시키고 해당작용을 억제하여 세포의 이동과 증식을 억제한다. MMP-9를 억제하여 세포의 침투와 이동을 억제하고 사멸하게 한다.[33] 암세포의 미토콘드리아 에너지 대

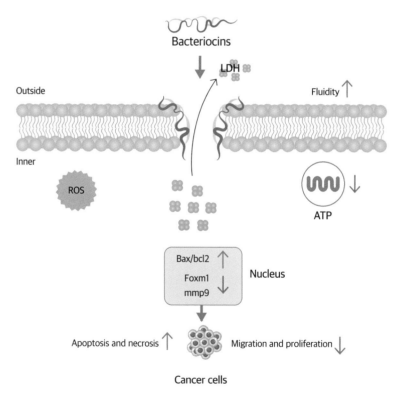

<그림 6-4> 박테리오신의 작용

사와 해당작용을 억제하여 에너지 공급을 감소한다. 세포 사멸과 괴사를 유도하여 암의 이동과 증식을 억제하는 작용을 한다. 암 환자의 장에는 클로스트리디움균과 같은 혐기성균, 진균 등의 악성균이 자라고 있고 면역세포의 생성에 어려움을 겪고 있다. 항암, 방사, 수술로 인해서 더욱 장내 환경이 악화되어 있다. 기본적으로 박테리오신을 써서 장내 유해균, 박테리아, 진균 등을 처리하는 것이 중요한 처방이 될 수 있다.

면역력을 높이는 로열젤리(Royal jelly)

수 세기 동안 꾸준히 사랑받는 식품은 바로 꿀이다. 꿀에는 여러 가지 항산화 성분과 미네랄이 풍부하고 면역력에 도움이 된다고 알려져 있다. 대체 의학에서 널리 사용되는 천연물 중의 하나가 로열젤리이다. 일벌의 하인두와 하악선에서 분비되는 황백색의 크림 같은 물질이고 여왕벌 유충이 먹는 유일한 물질이다. 6~12일령의 일벌에서 얻어진다. 여왕벌의 주요 먹이 공급원이고 생존과 성장과 필수 물질이다. 영양이 풍부한 화학성분이 로열젤리의 큰 장점이나 부패

---

33 Oxidative Medicine and Cellular Longevity Volume 2021, Article ID 5518825, 17 pageshttps://doi.org/10.1155/2021/5518825

하기 쉽고 가격이 비싸다.

로열젤리의 대표적 효능은 강력한 항산화, 항암, 항염과 상처 치유 능력이다. 암은 과도한 활성산소의 생성, 만성염증, 상처, DNA 변이 등의 원인으로 발생한다. 로열젤리의 자연 치유력이 천연의 항암제로 역할을 할 수 있다는 것이 여러 연구로 밝혀져 있다. 이 외에도 항균, 면역 조절, 항당뇨, 생식 능력 개선, 수명 연장, 노화 방지, 고지혈, 고혈압, 항바이러스, 항기생충, 신경 보호, 간 보호 등의 다양한 효능이 가지고 있다. 이런 효과를 암 치료에도 적용해 볼 수 있다. 로열젤리의 중요 물질은 로열젤리 단백질(MRJP), 10-HDA, 호르몬, 미량 미네랄과 폴리페놀, 플라보노이드 등이다.

로열젤리의 플라보노이드는 헤스페리딘, 나린제닌, 아피제닌과 크리신 등으로 항암력이 뛰어나다. 다양한 비타민 B군이 있고 판토텐산(비타민 B5)이 가장 풍부하다. 로열젤리에는 아르기닌, 히스티딘, 라이신 같은 필수 아미노산이 들어 있어 여왕벌의 발달 과정에 핵심적인 역할을 한다. 이 단백질은 항균, 항종양, 상처 치유, 항진균 작용뿐만 아니라, 콜레스테롤을 낮추고 면역강화 기능이 있다. 10-HDA 단백질은 폐암 세포의 성장을 억제한다. 단독 사용 또는 사이클로포스파마이드 항암제와 병용 시 항종양 효과가 나타남이 보고되었다. 1일 0.35g의 로열젤리 섭취는 콜레스테롤과 저밀도 콜레스테롤(LDL)을 감소시킨다.

미네랄	비타민	플라보노이드	페놀산
칼륨, 칼슘, 마그네슘, 인, 황	비타민 A,B1,2,3,5,6,9,12	퀘르세틴, 나린제닌	클로로겐산
철, 망간, 아연, 크롬, 구리	비타민 C,D,E	헤스페리딘, 갈랑긴	페룰산

<표 6-1> 신선한 로열젤리의 구성 성분

로열젤리는 암 치료 시의 여러 부작용을 낮춰 줄 수 있다. 항암제의 골수 기능 억제에 대한 대안으로 백혈구 수치를 유지하고 면역력을 높여 준다. 항암제의 부작용을 낮추고 종양 성장을 억제하는 안전한 천연 항암물질이다. 독소루비신과 로열젤리의 병용 치료가 전립선암 세포를 사멸하고 독소루비신 용량을 낮출 수 있음이 보고되었다. 로열젤리의 항종양 능력을 담당하는 대표적 성분은 나린제닌, 아피제닌, 크리신, 제니스테인, 루테올린, 헤스페리딘, 캠페롤이다. 이런 성분은 채소나 천연물에도 들어 있는 대표적인 플라보노이드 성분이다.[34]

로열젤리에 강력한 암 줄기세포 억제 물질이 들어 있는 것이다. 암세포 전이 억제, 세포주기 정지, 세포 사멸 활성화 역할을 하여 항암 효과를 나타낸다. 8주 동안 333mg의 로열젤리를 투여했을 때 IL-6,

---

34 Molecules 2023, 28, 1510. https://doi.org/10.3390/molecules28031510

CRP 등의 염증성 마커가 감소하는 것을 관찰했다. 대부분 암은 이러한 염증성 인자가 암의 증식과 전이를 촉발하게 된다. 로열젤리의 항염증 효과로 만성염증 환경을 개선할 수 있다는 점은 암 환자에게 중요한 선택지가 될 수 있다. 일반적으로 100mg/kg이 가장 효과적인 복용량이고 유통 기한은 6개월(4℃)~2년(18℃ 이하)이다.

항암 부작용을 다각도로 막는 YB037

열방상담소는 한방 천연물을 처방하여 다각도로 항암 중의 환자의 부작용을 경감시킨다. 약국에서 쓸 수 있는 100가지 방제 중 3가지를 복방으로 사용한다. 항암 환자의 대표 부작용은 위장 장애와 구토 증상이 있다. 소화가 되지 않고 오심이 올라와서 힘든 경우에는 반하, 생강, 육계, 곽향을 쓴다. 소화력이 약한 환자에 사인, 신곡, 산사를 쓰고 식욕이 떨어지는 환자는 후추, 필발, 오수유를 쓰면 입맛이 올라오게 된다. 암 환자는 비위 기능이 약하거나 많이 손상되어 있다. 음식물 섭취를 원활하게 하여서 영양 흡수율을 높이는 것이 치료 효율을 올리기 위한 기본 방법이다.

항암제는 골수 생성을 억제하는데, 백혈구, 호중구, 림프구 수치가 급감하게 된다. 여기에는 당귀, 구기자, 로열젤리를 처방한다. 면역력을 올려주고 보기, 보혈하는 황기, 당귀도 쓰고 있다. 적혈구와 헤모글로빈 수치가 낮다고 해서 직접적으로 철분을 공급하지 않고 우회적으로 한방제를 쓴다. 적혈구 수치가 3점대이고, 헤모글로빈 10 이하인 환자가 2~3달 만에 혈액 수치가 정상으로 올라오게 된다. 항암제를 쓰게 되면 혈전이 발생하는 경우가 있다. 항혈전제를 쓰지만 이럴 때 잘 듣는 약재가 지실이다.

복막 전이로 심각해지는 환자는 복수가 차게 된다. 복수를 내려주는 한방 약재는 백출, 후박을 쓸 수 있다. 각종 염증 억제는 스테로이드 역할을 하는 감초를 추가하면 된다. 암 환자의 암성 통증에는 양방의 진통제도 쓰지만 현호색, 청피, 황금, 작약을 써서 제어를 해볼 수 있다. 암 억제 유전자인 P53은 4기 암 환자의 50% 이상에서 변이가 되어 있거나 유전자가 꺼져 있는 상태이다. 항암제를 썼다고 이 유전자가 활성화되지 않는다. 이럴 때는 오수유, 진피, 청피, 아출, 황금 등의 한약재가 P53 유전자를 활성화하게 한다.

위에 나열된 10가지 증상은 4기 암 환자가 기본적으로 겪는 증상들이다. 위의 한약재 사용은 이미 중국, 한국과 일본에서 수천 년 동안 사용해 왔고, 안전성이 증명되어 있다. 열방상담소의 통합요법은 항암을 하면서 천연의 약재, 채소 위주의 식단과 부족한 영양소를 채워주는 영양보충제를 처방하는 치료법이다. 양방적인 수술, 항암, 방사선치료를 하면서 환자가 경험하는 증상은 너무나 고통스럽다. 잘 먹지 못하고 통증과 부종과 염증들로 인해서 체중이 감소하고 면역력은 바닥이 되어 암을 이겨낼 힘이 없게 된다. 열방상담소는 암을 직접적으로 제어하는 천연물을 찾아내기 위해 끊임없이 연구한다. 천연물 요법은 부작용은 없으면서 암이 자라지 못하게 하는 환경을 조성하게 된다. 다음 장에서 그동안 상담한 환자의 사례로 열방상담소의 천연물 요법의 결과물을 소개한다.

> **꿀팁**
>
> 항암 치료하면서 영양소 공급도 해야 한다.
> 커큐민은 만능 항암제이다.
> 백혈구, 적혈구 수치를 올리는 보충제를 써라.

Chapter 7.

몸의 환경을 바꿔서
승리자가 되다

7-1 폐암

J, 50대 중반, 남자, 170cm / 80kg

* 진단과 치료 상황

2023년 2월 폐암 4기(기관지와 임파선 전이) T4 N3

2023년 3월 항암 시작. 세포독성 항암제 2종과 면역 항암제 3종을 한꺼번에 투여

* 기존 질병

고혈압약과 고지혈증약을 복용 중

요관결석과 담낭 결석, 지방간과 간 낭종, 추간판 탈출증 3군데, 과체중

공복혈당 121, r-GTP 상승되어 있으며(58), CRP 7.0으로 높은 상태.

* 경과

2023년 3월 말 열방상담소의 천연물 통합요법 시작

가족의 도움 속에 의욕적으로 관리를 시작

식이요법을 진행하면서 체중 4kg이 자연스럽게 줄었다.

2023년 5월 30일 카카오톡을 통해 반가운 소식이 전해졌다.

아래 사진은 병원 진료실에서 확인한 컴퓨터 화면을 비교해 보

내주신 것이다.

좌측 사진(2023년 3월) 10cm, 우측 사진(2023년 5월 20일) 1cm.

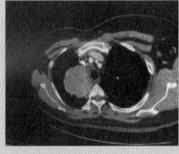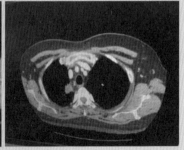

"약사님 덕분에 3개월 만에 기적 같은 일이 일어난 것 같아요."

2023년 7월 12일 상태가 많이 호전되었다는 병원 진료 내용.

2023년 8월 4일 항암 후 머리가 아프고 어지러운 증세가 지난번보다 심하고 오래가서 힘들다.

한여름에는 암 환자가 아닌 사람도 힘들다. 부족한 수분과 영양을 채우시도록 하고 운동량을 당분간 줄이시도록 함.

2023년 8월 21일 덩어리로 보이던 것은 모두 사라지고 자국만 남았다.

2023년 9월 4일부터 방사선치료 병행

2023년 12월 28일 며칠 전부터 명치끝이 딱딱하고 소화가 불편해지셔서 관련 보충제 추가

2024년 4월 2일 계속 항암 중이며 상태도 많이 좋아졌다. 다만 아직 소화 기능은 약하다.

식이요법은 계속 철저히 진행하고 있다.

원발암은 거의 사라진 상태다.

혈소판 수치 512에서 200대로 정상화

공복혈당 수치 100으로 내려옴.

O, 50대 중반, 남자, 177cm / 80kg

* 진단과 치료 상황

2021년 2월 비소세포 폐암 3기A 진단. 오른쪽 폐 1/3 절제, 탁솔 등 세포독성 항암 치료 4회

2023년 5월 쇄골 림프절 양쪽에서 재발, 당시 의사 소견으로 여명은 2~3년

2023년 6월 26일부터 EGFR 표적 항암제 타그리소 복용

* 경과

2023년 7월 중순부터 열방상담소의 천연물 통합요법 시작

"겨우 고기 몇 점, 국수 몇 젓가락, 커피 한잔과 생명을 맞바꾸지 않겠다는 각오를 합니다."

2023년 8월 18일 CT, 재발암의 크기가 약간 줄었다.

2023년 10월 염증 관련 수치들이 호전됨(ESR 18 → 3, CRP 1.82 → 0.2 이하).

Vit. D 26.3(결핍) → 46.7(정상)

소변 pH는 계속해서 5.5. 아직까지는 체액의 산성화 교정이 덜 되었다.

캔서 위너

2023년 10월 16일 CT, 재발암의 크기가 약간 줄었다.

2024년 2월 5일 CT, 재발암이 8개월째 크지도 번지지도 않고 있다.

H, 60대 초반, 여자, 163cm / 69kg

* 진단 및 치료 상황

2022년 3월 16일 비소세포 폐암 3A기, 우하엽 절제술, pT4 N0 M0, 세포독성 항암제 4회

2023년 1월 전이 확인되어 항암(알림타+카보플라틴) 시작

소화 기능이 약한 편이고 변비. 특히 항암 후 변비가 심해져 고통스럽고 무기력하다.

* 경과

2023년 4월 14일 열방상담소 천연물 통합요법 시작

2023년 7월 24일 항암은 계속하고 있음.

숲길에서 운동하는 밝은 모습의 사진과 함께 CT 판독지를 보내오심.

"4월과 비교하여 거의 사라졌다"는 소견.

[CT Chest (contrast)]
[(검사일시:2023-07-10 10:17) (판독일시:2023-07-14 16:28)]
소견
2023-04-17 chest CT와 비교 판독함.

Left supraclavicular LN 현재 뚜렷하지 않음.
Right lower lobectomy, left lower lobe wedge resection이 되어 있음.
이전 CT에서 보이던 metastasis에 남아있던 ill-defined centrilobular or branching opacity들은 현재 거의 사라졌음.
Left lower lobe wedge resection site에 postop. consolidation도 다소 감소한 상태임. Left pleural thickening 변화 없음.
Liver와 adrenal gland에 metastasis를 시사할만한 소견 없음.

결과
S/P RLL lobectomy, LLL wedge resection.
Multiple metastases, both lungs, decreased and not definite
Left pleural thickening, no change.

2024년 5월 CT 검사에서 네 번 연속으로 "암세포가 거의 보이지 않는다."

알림타 후유증으로 손발에 부종이 좀 있지만, 큰 부작용은 없다.

"운동과 식이요법, 보충제 요법을 철저히 한 덕분이라고 봅니다."

Y, 60대 중반, 남자, 178cm / 74kg

* 진단: 폐암 뇌 전이, 눈 전이

2023년 5월 폐암 4기(머리와 눈 전이), 타그리소 복용

2023년 6월 당시, 머리에 10mm 종양이 여러 개 보임, 왼쪽 눈 종양 16mm.

* 경과

2023년 7월 열방상담소 천연물 통합요법 시작

2023년 11월과 2024년 3월의 MRI에서 머리의 종양은 보이지 않는다.

눈의 종양은 크기가 줄어들어 현재 10mm이다.

7-2
전립선암

K, 60대 초반, 남자, 177cm / 70kg

* 진단: 전립선암 4기 뼈 전이, 위암 1기

* 치료 상황

2023년 4월 위암 1기와 전립선암 동시에 발견. 뼈 전이(어깨, 척추, 골반),

종양표지자 total PSA 347

2023년 5월 3일 위암 1차 수술

2023년 5월 15일 전립선 항암약 시작(엑스탄디, 엘리가드)

캔서 위너

* 경과

2023년 5월 23일 열방상담소 천연물 통합요법 시작

2023년 6월 9일 total PSA 22.3

2023년 8월 total PSA 0.33

2023년 9월부터 골 전이 부분에 방사선치료 시작

2023년 11월 total PSA 0.084, 뼈 전이 호전, 간 수치 상승(AST 91, ALT 61)

2024년 4월 total PSA 0.04, 간 수치 정상 범위 됨. 뼈 스캔과 MRI 검사에서 전이 부분이 희미해짐.

2024년 5월 위내시경 검사 및 위절제수술 예정

L, 50대 후반, 남자, 159cm / 63kg

* 진단: 전립선 4기 폐, 흉추 전이

* 치료 상황

2021년 4월 전립선암. PSA 16, 전립선 12군데와 외부 3군데 조직검사 모두에서 암세포 발견

암의 크기가 크고 악성도 높으므로 호르몬 억제요법과 항암제 치료부터 시행

2021년 9월 수술. PSA 0.4, 방사선치료 30회

소고기를 매 끼니 집중적으로 먹어 체중이 4kg 증가함.

2022년 12월 PSA 1.44로 오히려 증가함.

2023년 3월 21일 PSA 8.66 화학적 재발, 디페렐린피알 주사 시작, 폐와 뼈 전이(흉추)

2023년 5월 PSA 0.86

* 경과

2023년 6월 열방상담소 천연물 통합요법 시작

철저한 식이요법과 보충제 요법을 하며 생활환경도 바꿈.

얼리다(아팔루타마이드) 복용 시작했다가 2개월 후 중지

PSA 수치가 0.1 이하로 떨어짐. 증가해 있던 간 관련 혈액수치(AST, ALT)가 정상화됨.

2023년 9월 전이암이 사라졌다는 의사의 소견

"약사님께 가장 감사한 것은 총체적으로 관리해야만 암 극복이 가능함을 일깨워 준 것."

7-3
난소암

K, 50대 중반, 여자, 156cm / 37kg(암 진단 전 49kg)

* 진단 전 특이사항

어릴 때부터 육류는 거의 안 먹음.

암 진단 직전 3년 동안 국수, 피자, 칼국수, 라면, 빵 등 밀가루 음식을 매일 먹었고 믹스커피도 하루 3잔을 매일 마셨음.

* 진단과 치료 상황

빈뇨가 있고 배가 불러와 복부비만인 줄 알았으나

2021년 3월 난소암, BRCA 변이 확인됨.

2021년 3~5월 선항암 3차

2021년 6월 수술. 수술 후 CT에서 복부에 점처럼 보이는 것이 남아 있다.

2021년 7~9월 항암 3차

2021년 10월부터 제줄라 복용

2022년 12월 14일 CT. 복부는 림프 전이일 가능성이 있음.

* 경과

2023년 3월 11일 열방상담소 천연물 통합요법 시작

2023년 10월 CT, 복막의 seeding nodule 완전 관해에 가깝다.

7-4
담도암

J, 50대 초반, 남자, 169cm / 72kg

* 진단 및 치료 상황

2022년 5월 담도암, 수술

2023년 7월 폐와 대동맥 주변 복부의 림프절 전이, 항암 시작, 불
면

* 경과

2023년 9월 열방상담소 천연물 통합요법 시작

2023년 10월 CT에서 암의 크기가 약간 작아졌다.

2023년 11월 지난번 CT와 비교했을 때 폐 전이 2cm는 그대로이

고, 복부는 1cm였는데 약간 줄었다.

2024년 1월 CT상 지난번과 크기 차이는 별로 없다. 요즘은 잠을 잘 잔다.

2024년 2월 항암 8차를 마친 후 CT에서 폐와 복부 주변 림프절의 암이 보이지 않는다.

폐에 전에 없던 2개의 점이 보이는데, 크기가 작으니 관찰만 하기로 하고 항암은 중단.

혈당이 상승되었으므로 관련 천연물 추가

2024년 3월 혈당 정상화되었고 컨디션이 좋다.

L, 38세, 남자, 171cm / 95.15kg

* 폰 히펠 린다우 증후군이란?

HIF 분해에 관련된 유전자가 변이된 유전성 암.

30대 정도에 발병하며 다양한 장기, 특히 신장에 종양이 생겨 대체로 50대에 사망.

완치 없고 항암제나 방사선치료가 듣지 않음.

생길 때마다 수술로 제거하는 것이 유일한 치료이며 평생 반복적인 수술을 하게 됨.

L씨의 아버지와 형제들 모두 이 병으로 사망하셨고, L씨와 사촌도 30대에 발병한 상태

암의 진행을 늦추고자 천연물 통합요법을 시도한 경우임.

* 진단 및 치료 상황

2020년 7월 폰히벨린다우 증후군 진단(당시 35세). 양쪽 신장에 종양이 있음.

2023년 3월 양쪽 신장의 종양이 계속 크고 있다. 오른쪽 3cm, 왼쪽 4cm.

수술을 권유받았으나 몇 개월만 기다려 보자고 미룬 상태.

췌장에도 양성 종양. 혈압약 복용 중. 총콜레스테롤과 중성지방 수치가 높음.

* 경과

2023년 5월 열방상담소 천연물 통합요법 시작

한 달 후 체중 4~5kg 감량됨.

2023년 6월 말, 초음파에서 종양이 커지지 않고 있음을 확인

2023년 11월 MRI 결과 종양 크기가 커지지 않고 있다.

L의 사촌, 38세, 170cm / 85kg

* 진단 및 치료 상황

2017년 폰히펠린다우 증후군 진단(당시 32세), 같은 해 신장암 수술 한 번 함.

간 기능 수치(AST 129, ALT 145) 상승으로 처방약 복용 중

고혈당(165)으로 인슐린 주사 맞고 있음. 당화혈색소 8.1로 매우 높음.

종양표지자 CA19-9이 51.0으로 정상보다 높고 LDH 233으로 높음.

신장에 작은 종양이 또 자라고 있음.

* 경과

2023년 5월 열방상담소 천연물 통합요법 시작

2023년 7월 CA19-9 수치가 40.0으로 내려옴. 간 기능 수치와 LDH가 정상 범위로 교정됨.

2023년 10월 CA19-9 수치 33.3 (정상 범위), 당화혈색소는 8.0으로 여전히 높음.

2023년 11월경부터 식이요법을 게을리하여 당화혈색소가 더욱 증가(8.7)하고 단백뇨가 나옴.

간 기능 수치도 증가하였으나(AST 42),

암의 크기는 커지지 않고 종양표지자 수치도 감소함(CA19-9 28.1).

다시 식이요법을 철저히 하기로 함. 천연물 보충제는 변경 없이 계속하고 있음.

2024년 4월 당화혈색소 6.2로 떨어짐. 간 기능 관련 수치는 정상 범위가 됨.

종양표지자 CA19-9는 13.91(정상)이 됨.

K, 50대 중반, 남자, 181cm / 70kg

* 진단 및 치료 상황

2016년 침샘암 4기, 림프 전이, 수술 후 방사선치료 30회

2020년 뇌 전이 확인되어 수술, 전뇌 방사 14회

세포독성 항암 시작하였으나 2회 후 부작용으로 중단.

키트루다 항암 35회 진행하는 동안 폐와 림프절의 암은 크기가

줄어들었으나,

폐중엽과 하엽의 암이 점점 커짐.

키트루다 항암으로 피부 가려움과 따갑고 쓰라림.

2023년 2월 전이성 폐암, 오른쪽 중하엽 흉강경 절제술,

폐 외벽 근처 림프절 17개 중 5개에서 암세포 확인됨.
수술 후 피부의 진균감염으로 진균제, 항생제 복용하고, 온몸에 심한 두드러기,
식욕부진, 어지럼증, 무기력

* 경과

2023년 3월 열방상담소 천연물 통합요법 시작
복용 3주째의 상담 내용
"무엇보다도 힘 빠짐이 많이 줄었고 피부 가려움도 많이 줄어서 생활에 활기가 느껴져요."

2023년 8월, 복부 CT와 뼈 MRI 결과, 지난 2월 폐 수술 당시 흉추 5번의 병변이 남아 계속 추적 관찰해 왔었는데, 종양 병변이 사라졌음.

2024년 2월 PET CT 결과, 깨끗하다.
"한번 전이가 되었던 사람이라, 보이지 않는 암세포에 의한 전이가 무서워 약사님의 상담에 의지해 지금까지 온 것입니다. 여전히 기운이 없고 가래가 있지만, 선생님의 도움으로 잘 이겨내고 있습니다."

D, 60대 후반, 남자, 175cm / 59kg

* 진단

2022년 5월 신장암 4기(폐, 림프, 갈비뼈 전이)

2023년 4월 폐암 추가 진단

* 치료 상황

신장은 하나 제거했고, 갈비뼈에 방사선치료

면역 항암제와 세포독성 항암제를 투여했다가 부작용으로 중단

잠복 결핵 진단되어 결핵약 복용

* 경과

2023년 11월 열방상담소 천연물 통합요법 시작

2023년 말 CT. 암 병변이 줄어들었다.

2024년 1월 CT. 병변이 보이지 않는다. 컨디션이 많이 좋아졌다. 예전 체중을 회복했다.

"기력도 예전만큼은 아니지만 나아지고 있어요. 어떻게 관리해야 할지 막막했는데 열방약국 덕분에 많은 도움이 되고 있습니다. 감사합니다."

P, 40대 초반, 남자, 182cm / 88kg

* 진단 및 치료 상황

2021년 활막육종암, 수술, 방사선치료 36회, 세포독성 항암 진행

2022년 7월 다발성 폐 전이(양측)

2023년 10월 폐 전이암 커지고, 복부 우측의 원발암 재발

세포독성 항암제와 면역 항암으로 폐의 암 크기 줄었고, 배의 혈종은 7cm에서 5cm가 되었다.

기관지 출혈은 멎었고, 폐렴이 와서 항생제 복용, NK세포 주사 치료

WBC 15.94(지나치게 높음), RBC 3.39(낮음), 헤모글로빈 9.2(낮

음), 혈소판 572(비정상적으로 높음).

CRP 54.36(염증수치 높음), ESR 118(염증수치 높음), ALP 139, LDH 283

* 경과

2023년 12월 열방상담소 천연물 통합요법 시작

2024년 1월 열방상담소의 보충제 복용으로 항암 후 회복이 훨씬 빨라지는 느낌이다.

CT상 암의 크기가 많이 줄었는데, 폐 전이 부분은 비슷하거나 커진 부분도 있다.

ESR 62(감소했으나 아직 높음), LDH 203(정상)

세포독성 항암제는 제외하고 면역 항암만 지속하기로 함.

2024년 2월 염증 관련 수치의 집중적 관리를 위한 천연물 추가

2024년 3월 WBC 6.15(정상), RBC 4.65(정상), 헤모글로빈 13.1(정상), 혈소판 227(정상),

호중구, 임파수 단핵구 등 수치 모두 정상으로 변화. ALP 96(정상), LDH 199(정상)

2024년 4월 CT. 늑막에 있던 크기가 큰 종양들 모두 크기 감소 다발성으로 작게 퍼진 것들도 전체적으로 줄었다.

일부 커진 것들이 있는데 활막육종의 특성상 죽기 전에 부풀었

다 작아지는 양상을 나타내는 것으로 이해된다는 의사의 소견

복부에 있던 것도 크기가 많이 줄었다.

종양내과 의사의 견해로는 "암의 기세가 꺾였다."

7-9
원발부위 미상 암

K, 70대 초반, 남자, 168cm / 59kg

* 기존의 질병

자가면역질환을 이겨낸 기왕력이 있음. 전립선 비대증약을 복용 중.

* 진단과 치료 상황

2024년 2월 원발부위 미상 암. 복수가 참. 복막에 씨 뿌리듯 퍼져 있음.
대장 안쪽이 아닌 바깥 부위에만 암이 있는 희귀한 상황
조직검사로는 대장이 원발일 가능성이 있으나 확실치 않아 항암

약 선택이 어려움.

식욕이 없고 체중 감소 중.

* 경과

2024년 4월 9일 열방상담소 천연물 통합요법 시작

요법 시작하고 3주 만에 종양표지자 수치가 큰 폭으로 감소

(CEA 37.4 → 10.0, CA19-9 265 → 62.23)

요법 시작 전의 식전 혈당이 279로 높았으나 요법 3주째에 103으로 정상이 됨.

입맛이 돌아오고 활력이 생기며 안색이 밝아짐.

꿀팁 🐝

종양표지자, 혈액검사, 조직검사지를 챙겨라.

나의 혈액 수치 변화표를 작성하라.

CT에서 암 크기가 작아져도 방심하지 마라.

환자들의 이야기를 정리하면서 환자와 가족분들의 암 치유에 대한 열망에 압도당했습니다. 열방상담소는 치유의 한 부분만을 담당하며, 상담과 천연물 요법만으로 모든 부분을 담당할 수는 없습니다. 공기가 좋은 곳으로 이사하고, 유기농 채소를 키우고 산을 오르며 맨발 걷기를 하고, 날마다 신선한 음식을 만드는 가족들의 노고가 '캔서위너'가 된 원동력이 되었다고 생각합니다. 치유의 큰 축은 현대 의학의 치료와 환자 스스로의 치유에 대한 열망과 실행력이라고 할 수 있습니다.

열방상담소는 병원의 수술, 항암, 방사선치료에 환자가 적극적으로 임하도록 하고 있습니다. 병원에서 행해진 모든 치료 과정을 이해하는 것은 매우 중요합니다. 나의 혈액검사 결과지, 조직검사 결과지의 의미와 항암제의 이름들, 부작용 등을 알고 있어야 합니다. 암의 종류와 성격을 이해하면 병의 예후를 예측할 수 있습니다. 불필요한 불안감과 실망감에 빠져 시간을 낭비하지 않도록 안내하고 있습니다. 정확한 지식을 갖추면 자신감과 희망으로 내면을 채우고 긍정적인 투병 시간을 보낼 수 있게 됩니다.

병원 표준 치료의 한계를 극복하기 위해 이 책을 선택한 독자들께 박수를 보냅니다. 어려운 용어들 속에서 헤맸지만, 이 속의 보화를 발견했으리라 믿습니다. 항암제의 독성에서 벗어나는 방법을 찾아낼 수 있을 것입니다. 계속 재발하는 암을 제압할 수 있다는 희망도 얻을 수 있을 것입니다. 이제 여러분도 이 책의 승리자들처럼 '캔서 위너'가 될 준비가 되었습니다.

이 책을 읽는 독자들도 함께 암 공부라는 새로운 출발을 하게 되었습니다. 이제 아주 작은 새로운 습관을 시작해 보기를 권합니다. 하루의 아주 작은 1%의 변화는 1년 후, 3년 후에 건강한 나로 보상받을 것입니다. 아침에 일어나서 신선한 채소로 주스를 만들고, 플라스틱 용기와 인스턴트 음식을 생활에서 없애는 것입니다. 날마다 "나는 할 수 있다"라고 말하며 3년 후 가족들과 갈 여행도 꿈꿔보고 오늘의 하루를 감사와 새로운 습관으로 채워본다면 치유는 바로 내

앞에 있을 것입니다.

환자와 가족들의 열망, 그리고 열방상담소의 지침과 지원이 하나
되어 여러분 모두가 '캔서 위너'가 될 수 있기를 진심으로 바랍니다.
이 책을 통해 암과의 싸움에서 승리한 많은 분의 경험이 여러분에게
도 큰 힘이 되기를 바랍니다. 희망의 불꽃을 꺼뜨리지 마세요. 여러
분의 치유 여정은 지금부터 시작입니다. 여러분이 보여주신 용기와
헌신은 이미 치유의 시작입니다. 우리가 함께 나아가는 이 길은 결
코 외롭지 않으며, 서로의 이야기가 큰 힘이 될 것입니다. 여러분 모
두가 '캔서위너'로서 밝은 미래를 향해 나아가기를 진심으로 응원합
니다.

| 약어 정리 |

ABC   ATP-binding cassette transporters
AFP   Alpha-Fetoprotein
ALK   Anaplastic Lymphoma Kinase
ALT   Alanine Aminotransferase
AMPK   AMP(Adenosine Monophosphate)-Activated Protein Kinase
AP-1   Activator protein-1
AST   Aspartate Aminotransferase

Bax   Bcl-2-associated X protein
BBB,   Blood Brain Barrier,
Bcl-2   B-cell Lymphoma 2
Bcl-xL   B-cell Lymphoma-extra Large
BCR-ABL   BCR(Breakpoint cluster Region)-ABL(Abelson Murine Leukemia Viral Oncogene Homolog 1)
BMI1   B Lymphoma Mo-MLV insertion region 1 homolog
BRCA1, 2   Breast Cancer Susceptibility Gene 1, 2

CD8, CD14, CD20, CD133의 CD   Cluster of Differentiation
CEA   Carcinoembryonic Antigen
COX-1, 2   Cyclooxygenase-1, 2
CRP   C-Reactive Protein
CSC   Cancer Stem Cell
CTCs   Circulating Tumor Cells

CXCL5   C-X-C Motif Chemokine Ligand 5

DAMP   Damage-associated Molecular Pattern
DIC   Disseminated Intravascular Coagulation
DLL1, 3, 4   Delta like Canonical Notch ligand 1, 3, 4
DNA   Deoxyribonucleic acid
DNMT   DNA(cytosine-5)-Methyltransferase

EGCG   Epigallocatechin Gallate
EGFR   Epidermal Growth Factor Receptor
EMT   Epithelial–Mesenchymal Transition
ERK   Extracellular Signal-Regulated Kinase

GLI1   Glioma-associated oncogene 1
GLUT   Glucose transporter

HAT   Histone Acetyltransferase
HDAC   Histone Deacetylase
HER2   Human Epidermal Growth Factor Receptor type 2
HIF   Hypoxia-Inducible Factors
HOTAIR   HOX Transcript Antisense Intergenic RNA
hs-CRP   high sensitivity C-Reactive Protein
HSP90   Heat Shock Protein 90

IDO   Indoleamine 2, 3-dioxygenase
IGF-1   Insulin-like Growth Factor-1
IL-6   Interleukin-6

KLF4   Krüfel-like Factor 4

캔서 위너

LAG3   Lymphocyte-Activation Gene 3
LDH   Lactate Dehydrogenase
LDL   Low-Density Lipopotein
lncRNA   Long non-coding RNA
LOX   Lipoxygenase

MAT   Methionine Adenosyl Transferase
MCT   Monocarboxylate transporter
miRNA   micro RNA
MMP   Matrix Metalloproteinase
MPI   Matrix Metalloproteinase Inhibitor
mRNA   messenger RNA
m-TOR   Mammalian Target of Rapamycin

NANOG   Homeobox protein NANOG
NF-κB   Nuclear factor kappa-light-chain-enhancer of activated B cells
NGS   Next-Generation Sequencing
NK cell   Natural Killer Cell
NSAIDs   Non-Steroidal Anti-Inflammatory Drug

OCT4   Octamer-binding transcription factor 4

P53   Tumor suppressor protein 53
PAMP   Pathogen-associated Molecular Pattern
PD-1   Programmed Cell Death protein 1
PDGF   Platelet-derived Growth Factor
PDGFR   Platelet-derived Growth Factor Receptors
PG(E2)   Prostaglandin (E2)
PGCC   Polyploid Giant Cancer Cell
PKM2   Pyruvate Kinase Isozyme M2

PSA   Prostate Specific Antigen

RB   Retinoblastoma
RNA   Ribonucleic acid

SAM, SAMe   S-Adenosyl Methionine
SHP-1   Src Homology region 2 domain-containing Phosphatase-1
Sir2   Silent Information Regulator 2
SOD   Superoxide Dismutase
SOX2   SRY(sex determining region Y)-Box transcription factor 2
STAT3   Signal Transducer and Activator of Transcription 3

TET   Ten-Eleven Translocation
TFR   Transferrin Receptor
TGF-β   Transforming Growth Factor beta
TLR   Toll-like Receptor
TNF-α   Tumor Necrosis Factor-alpha

VEGF,   Vascular Endothelial Growth Factor
VEGFR,   Vascular Endothelial Growth Factor Receptor

Wnt   Wingless-related integration site

XIST   X-Inactive Specific Transcript

YAP   Yes-associated Protein

| 참고문헌 |

김찬/전홍재, 《면역항암치료의 이해》, 청년의사, 2022

김훈하, 《열방약국 말기암 통합요법 상담소》, 리더북스, 2023

김훈하, 《열방약국 유방암 상담소》, 리더북스, 2021

대한암의학회, 《한의통합종양학》, 군자출판사, 2013

대한통합암학회, 《통합종양학》, 범문에듀케이션, 2017

문해란/이귀녕, 《종양표지자》, 의학문화사, 2001

송현곤, 《염증과 면역 이야기》, 북랩, 2017

신인철, 《분자세포생물학》, 마리기획, 2022

이덕철, 《노화공부》, 위즈덤하우스, 2023

정동기/박양호, 《암세포를 정상세포로》, 겨리, 2017

정세연, 《염증해방〉, 다산라이프, 2022

후성유전학연구회, 《후성유전학》, 범문에듀케이션, 2022

네사 캐리, 이충호 역, 《유전자는 네가 한 일을 알고 있다》, 해나무, 2015

데이비드 A. 싱클레어/매슈 D. 러플랜트, 이한음 역, 《노화의 종말》, 부키, 2012

데이비드 B. 아구스, 김영설 역, 《질병의 종말》, 청림라이프, 2012

듀크 존슨, 안현순 역, 《만성염증 탈출 프로젝트》, 전나무숲, 2023

랜덜프 네스/조지 윌리엄즈, 최재천 역, 《인간은 왜 병에 걸리는가》, 사이언스북스, 1999

로렌 페코리노, 김우영 외 역, 《암의 분자생물학》, 월드사이언스, 2021

리처드 C. 프랜시스, 김명남 역, 《쉽게 쓴 후성유전학》, 시공사, 2013

모토오 요리하루, 고성규 외 역, 《한약 암 치료》, 청홍, 2020

브루스 H. 립턴, 이창희 역, 《당신의 주인은 DNA가 아니다》, 두레, 2011

앤드류 스틸, 김성훈 역, 《에이지리스》, 브론스테인, 2021

윌 벌서위츠, 정미화 역, 《최강의 식물식》, 청림Life, 2021

이마이 가즈아키, 오시연 역, 《명의가 알려주는 염증제로습관 50》, 시그마북스, 2023

제인 맥러랜드, 홍수진/하태국 역, 《암을 굶기는 치료법 2판》, 한솔의학, 2023

https://royalsocietypublishing.org/doi/full/10.1098/rsob.200223

https://journals.biologists.com/jcs/article/125/17/3929/32533/The-bright-and-the-dark-sides-of-activin-in-wound

https://www.nature.com/articles/nature21349

캔서 위너

1판1쇄 2024년 07월 12일
1판4쇄 2024년 10월 24일

지은이 | 김훈하, 전정미
발행인 | 김훈하
발행처 | ㈜큐라엘
출판사 등록일 | 2023년 12월 27일
주소 | 서울특별시 노원구 동일로 1622 유성상가 1층
대표전화 | 070)8680-3220
팩스 | 02)933-9844 이메일 | yulbangbooks@curael.kr

기획 및 책임편집 | 유해인
제작 및 유통 | 박형철

교정교열 및 전산편집 | 노은정
디자인 | 위하영
인쇄 및 제본 | 영진 문원

ISBN 979-11-987729-1-6 03510

· 잘못 만든 책은 구입한 서점에서 바꿔드립니다.
· 책값은 뒤표지에 있습니다.